Krankheiten
aus dem Gesicht
erkennen

Kurt Tepperwein

Krankheiten aus dem Gesicht erkennen

PATHOPHYSIOGNOMIE

Bechtermünz Verlag

Genehmigte Lizenzausgabe für Weltbild Verlag GmbH, Augsburg 2000

Umschlaggestaltung/-motive: Gestaltungsbüro Uhlig, Augsburg
Gesamtherstellung: Clausen & Bosse, Leck
Printed in Germany
ISBN 3-8289-1851-4

Inhalt

Vorwort

Die äußere Beschaffenheit unseres Körpers ist das Ergebnis unseres inneren seelisch-geistigen Zustandes. Vor allem im Gesicht spiegelt sich das Leben und Erleben des Menschen. Hier kommt die Klarheit des Geistes, die Lauterkeit der Gesinnung, die Schwingung und Stimmung unseres Gemütes lebhaft zum Ausdruck. So ist das Gesicht nicht nur das getreue Abbild unserer Seele, sondern auch das Aushängeschild unseres Gesundheitszustandes. Wenn Albert Camus sagt: «Von seinem 30. Lebensjahr an hat jeder das Gesicht, das er verdient», bezieht sich dies gewiß auch auf jene zahlreichen physiognomischen Merkmale, die uns auf körperliche Schwächen und Krankheiten hinweisen.

Kurt Tepperwein hat das einschlägige psychophysiognomische Erfahrungswissen gesammelt, und er legt uns hier ein leicht verständliches und praktisches Handbuch vor, das uns ein visuelles Erkennen von gesundheitlichen Problemen sozusagen auf den ersten Blick ermöglicht.

Nach einem kurzen geschichtlichen Rückblick auf das Werden und Entstehen der Krankheits-Physiognomik bringt der Verfasser im 1. Hauptteil eine Vielzahl von Krankheitsbildern, die aus Gesicht und Körperbeschaffenheit, aus Haut und Haaren, aus der Hand und der Handschrift, aber auch aus Mimik und Gestik, aus Gang und Gebärde erste und ernste Hinweise geben können für unsere Gesundheitskontrolle. Wir erkennen so rechtzeitig unsere Schwachstellen und vererbten Krankheitsneigungen, was uns ermöglicht, einer sich anbahnenden Erkrankung mit geeigneten Massnahmen, etwa in der Ernährungsweise, frühzeitig vorzubeugen. Aus der richtigen Kombination der beschriebenen physiognomischen Merkmale vermag jeder, der sich selbst kritisch im Spiegel betrachtet, die heilsamen Schlussfolgerungen zu ziehen.

Im 2. Teil des Buches werden die besprochenen Krankheitssymptome in alphabetischer Reihenfolge nochmals übersichtlich dargestellt, wobei die einzelnen Körperorgane und ihre Störungen den jeweils entsprechenden Gesichts- und Körpermerkmalen zugeordnet werden, was ein rasches Orientieren bei Fallstudien sehr erleichtert.

Eine große Anzahl anschaulicher Illustrationen zeigen treffsicher, in welchen Gesichtspartien die beschriebenen krankenphysiognomischen Hinweissymptome zu finden sind.

Der Autor gibt uns mit diesem Buch eine diagnostischen Wegweiser für unsere gesunden und kranken Tage in die Hand, den es eifrig zu benützen gilt, damit wir unsere Gesundheit erhalten und vor unliebsamen Überraschungen, die Körper und Seele in Mitleidenschaft ziehen könnten, bewahrt werden. Sicher ist jener schlecht beraten, der erst dann sich einen Feuerlöscher besorgen will, wenn sein Haus bereits in Flammen steht. So ist es auch mit unserer Gesundheit. Wir sollten uns um sie kümmern, bevor wir sie verloren haben. Wem dies ein echtes Anliegen ist, der wird in diesem neuesten Werk von Kurt Tepperwein eine große Fülle von wertvollen Hinweisen finden zu einer verantwortungsbewußten Gesundheitsvorsorge.

Dr. Beat Imhof

Zur Einführung in die Pathophysiognomik

Seit undenklichen Zeiten versuchen Menschen aus dem sichtbaren Äusseren auf das unsichtbare Innere zu schliessen. Das ist nur möglich, weil alles, was ein Mensch tut, Ausdruck seines Wesens ist. Es gibt nichts Äusseres, das nicht von innen geprägt wurde, und alles was innen ist, wirkt sich auch äusserlich aus. So konnte Hermes Trismegistos bereits vor 5000 Jahren in der Tabula Smaragdina feststellen:

«Wie innen, so aussen,
wie aussen, so innen».

Der Körper kann nicht lügen; er zeigt, wie ein Spiegel, nur das was wirklich ist. Alle Körpermerkmale erweisen sich bei genauem Hinsehen als ein Symptom, eine in «Fleisch und Blut» übergegangene Botschaft, die den inneren, unsichtbaren Zustand unseres Bewusstseins sichtbar werden lässt. Über die richtigen Schlüsse aus dem Beobachteten finden wir den Schlüssel zum Menschen.
Um dieses Vorhaben zu erleichtern, war es notwendig, die verschiedensten Gebiete der Menschenkunde, auch teilweise noch umstrittene Grenzgebiete durchzuarbeiten und alle brauchbaren Aussagen heraus-

zuziehen, zu ordnen und zusammenzufassen. Das Gebiet erwies sich als viel umfassender, als zunächst zu erkennen war, handelt es sich doch um so unterschiedliche Bereiche wie: Bewusstseins-, Gestalt-, Verhaltens- und Tiefenpsychologie, die allgemeine Physiognomik, die Physiologie, Biologie, Graphologie, Psychiatrie und Soziologie, sowie Phrenologie und Chirologie. Wissenschaftliches und Unwissenschaftliches wurde sorgfältig geprüft, um das Brauchbare herauszufinden.

Dabei habe ich mir die Aufgabe gestellt, den Stoff so einfach wie möglich und ganz auf die tägliche Praxis abgestimmt darzustellen, auch wenn sich einem zünftigen Wissenschaftler dabei die Haare sträuben mögen, zumal das, was hier dargestellt wurde, nicht als «wahr» im wissenschaftlichen Sinne gelten kann, aber es ist ein Ordnungsversuch der ungeheuer komplexen psychischen Architektur, die im Gegensatz zur Architektur eines Gebäudes nicht fixiert, sondern noch dynamisch ist. Trotzdem aber ist alles klar und eindeutig, sobald wir die «Sprache» unseres Körpers verstehen gelernt haben.

Dabei sind wir alle keine Anfänger auf dem Gebiet. Wir sehen auf einen Blick, wenn jemand erkältet ist oder Fieber hat, ob er Schmerzen hat oder sich wohl fühlt. Und die Sprache des Körpers ist international, ganz gleich welche Muttersprache jemand sonst sprechen mag.

Wenn wir wissen wollen, wie es uns oder einem Anderen gesundheitlich geht, kann uns ein erfahrener

Blick oft mehr sagen, als stundenlange Apparatediagnose. Dieser «diagnostische Blick» kann durch Erfahrung und Übung geschult werden, und jeder verantwortungsbewusste Leser sollte dies auch tun. Von Augen, Haut, Händen, Lippen, Ohren, Zähnen und Zunge lässt sich ablesen, wie es den Organen im Inneren des Körpers gerade geht. Man kann also tatsächlich die gesundheitliche Situation eines Menschen «an der Nasenspitze» erkennen.

Dieses empirische Erfahrungsgut ist von unzähligen Ärzten und Therapeuten im Laufe ihrer Praxis erarbeitet worden und steht jedem zur Verfügung, der sich ernsthaft damit auseinandersetzen möchte; und jeder kann die Richtigkeit jederzeit in seiner Praxis bestätigt finden.

Die Sünden, die im Geist und am Körper begangen worden sind, prägen sich letztlich auch in der äusseren Form des Menschen aus. Umgekehrt sind positives Denken, richtige Ernährung, optimale Atmung und ausreichende Bewegung und Schlaf, eine saubere Umgebung und ein harmonisches Wesen die wichtigsten Schritte zu Gesundheit und Wohlbefinden.

Seit undenklichen Zeiten versuchen Therapeuten, aus der äusseren Erscheinung auf die inneren Verhältnisse zu schliessen. Die ersten Zeugnisse hierfür kommen aus China, wo die Kunst, Krankheit aus dem Gesicht zu erkennen, Siang Mien genannt wurde, was übersetzt etwa «Gesichterlesen» bedeutet. Es war ein geheimes Wissen, und die grossen Meister des Siang Mien gaben ihre Kenntnisse stets nur an wenige Schüler mündlich weiter.

Die ersten abendländischen Versuche, den Ausdruck des Gesichtes zu deuten, reichen bis zu den alten Griechen zurück. Sokrates, 470 - 399 v. Chr., Aristoteles, 384 - 322 v. Chr., Plato und Plutarch, um nur einige zu nennen, befassten sich mit dieser Kunst. Und schon Aristoteles ging über die Regeln der damals geltenden Temperamentslehre hinaus und erweiterte sie, wenngleich die damaligen Schlussfolgerungen heute einer Nachprüfung nicht mehr standhalten. Aber auch Ärzte haben damals schon über die Physiognomie geschrieben. So Hippokrates, 460 - 377 v. Chr.

In der moderneren Zeit hat der aus der Nähe von Pforzheim stammende Arzt und Gehirnforscher Gall (1758-1828) dieser Kunst bedeutenden Auftrieb gegeben. Er befasste sich vorwiegend mit den verschiedenen Schädelformen, der Phrenologie oder Kranioskopie, wie er sie nannte. Doch die Grundkenntnisse der Gallschen Gehirnlokationslehre wurden nach und nach von den verschiedenen Wissenschaftlern bestätigt, so von dem französischen Arzt Broca, der nachwies, dass sich das sogenannte Sprachzentrum tatsächlich dort befindet, wo Gall es lokalisiert hatte: im linken Schläfenlappen des Gehirns.

1806 veröffentlichte der bekannte Physiologe Charles Bell ein Buch über die Anatomie und Philosphie des

Gesichtsausdrucks, das in der Geschichte der Physiognomik damals epochemachend war. So beschrieb er den Nervus-facialis-Ausfall und die damit verbundene Veränderung der Ausdrucksformen des Gesichtes.

In der neueren Zeit war es vor allem Carl Huter, ein Maler, der sich auf die Werke von Gall und Lavater stützte und so manchen Fehler, den diese gemacht hatten, vermeiden konnte: Ihm verdanken wir eine Fülle neuer Erkenntnisse.

Von ihm wurde der weit über die Grenzen Europas bekannte Professor Ernst Kretschmer beeinflusst, der als Anstaltsarzt erkannte, dass Krankheit und Verhaltensweise der Patienten mit bestimmten Konstitutionsmerkmalen zusammenfallen. Diese Beobachtungen legte er in seiner Konstitutionslehre nieder.

Wissenschaftlich erforscht wurde als erstes die Erkenntnis des Londoner Nervenarztes Dr. Henry Head (1861-1940), dass bestimmte Gebiete der Haut in engem Zusammenhang mit inneren Organen stehen. Als Headsche Zonen sind sie bekannt geworden.

Den ersten grossen Überblick über die Haut als Spiegel innerer Erkrankungen schuf 1969 der Hamburger Hautarzt Professor Dr. Carl Schirren. Er bereinigte die vorhandenen Erkenntnisse, vermied Unklarheiten und Spekulationen und nahm in seine Übersicht nur das auf, was sich in der Praxis immer wieder bestätigte.

Trotzdem wird der erfahrene Praktiker auf das erste Deutungsmittel nicht verzichten: die Ausstrahlung oder Schwingung des Patienten, obschon es gerade hier besonders schwierig ist, konkrete Bewertungsmassstäbe festzulegen. Hierzu gehört auch der Gesamteindruck und nicht zuletzt die intuitive Information.

Erst dann wird er von dem zweiten Deutungsmittel Gebrauch machen: der Erfahrung. Hierbei kommt es darauf an, möglichst viele Einzelerfahrungen zu beobachten und sie zu einem Gesamtbild zusammenzufügen, um die dahinter stehende Ordnung zu erkennen. Sodann ist die Wahrnehmung mit der Erfahrung zu vergleichen, um sinnvolle Schlüsse zu ziehen. Dabei ist besonders zu beachten, dass zwar jedes Einzelmerkmal wichtig ist, aber kein Merkmal allein entscheidend sein kann. Vor allem sollten besonders auffallende Merkmale nicht überbewertet und nicht so leicht zu entdeckende nicht übersehen werden. Also ist grösste Sorgfalt zu empfehlen beim Beobachten, jedoch allergrösste Sorgfalt beim Bewerten des Wahrgenommenen.

Bei der Beobachtung sind folgende Regeln einzuhalten:

1.) Wahrnehmung der nonverbalen Information, wie Ausstrahlung, Schwingungsgrad und Qualität und Intuition.

2.) Systematische Beobachtung der Einzelmerkmale, ohne eines zu übersehen, aber auch des Verhaltens.

3.) Objektive Bewertung der Wahrnehmung, wobei jedes einzelne Merkmal mit den andern verglichen und deren Bedeutungsgehalt gegeneinander abgewogen wird. Zweifelhaftes ist auszuschliessen.

4.) Die rechten Konsequenzen aus dem Wahrgenommenen ziehen und zu einem Gesamturteil formulieren. Hierbei gleichzeitig die eigene Erfahrung ergänzen und vertiefen. Von der Analyse wieder zur Synthese kommen, und das ganze durch die Intuition (so vorhanden) bestätigen lassen.

Es ist jedoch zu beachten, dass die Pathophysiognomik eine Hinweisdiagnostik ist. Ist nur ein Hinweis gegeben, heisst das zunächst nur, dass eine Disposition vorliegt, die durch rechtzeitige, vernünftige Lebensweise beeinflusst werden kann. Sind jedoch mehrere Hinweise vorhanden, dann ist auch die Krankheit vorhanden, auch wenn sie noch nicht als äusseres Symptom in Erscheinung getreten ist.

Prinzipien zur Beurteilung der Hinweise:

1.) Alles, was in der äusseren Form in Erscheinung tritt, muss zunächst als geistige Ursache vorhanden sein. Das betrifft vor allem das Denken und Verhalten eines Menschen.

2.) Das Vorhandensein eines Hinweises sagt noch nicht zuverlässig, dass die Krankheit auch auftritt, sondern dass eine Disposition hierfür besteht.

3.) Weisen mehrere Hinweise auf eine Krankheit hin, ist diese auch vorhanden, selbst wenn sie aussen noch nicht in Erscheinung getreten ist.

4.) Jeder Hinweis und jede Erkrankung sind eine Aufforderung, den derzeitigen Weg zu verlassen und sich wieder lebensgerecht zu verhalten. Das Symptom verschwindet dann meist von selbst.

Für die Ausübung der Pathophysiognomik braucht man eine gute Beobachtungsgabe und ein gutes Gedächtnis, einen klaren Verstand und Kombinationsgabe, vor allem aber viel Praxis.

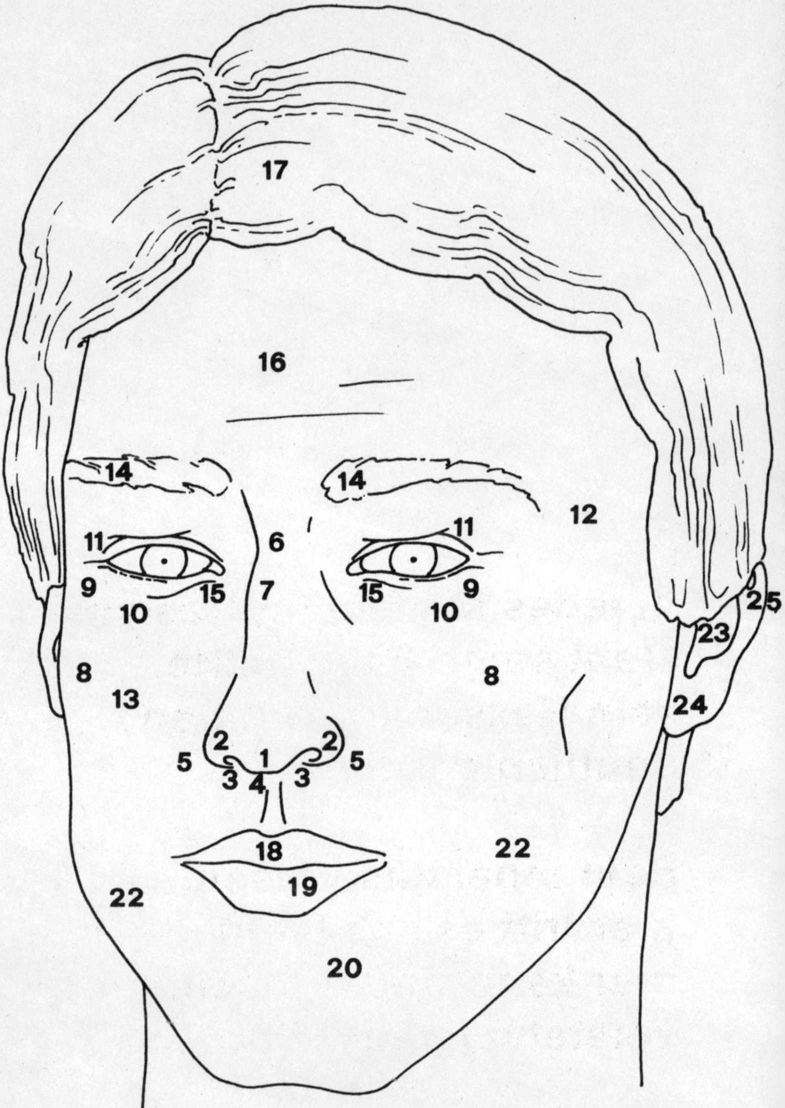
17
16
14
14
12
11
11
6
9
15
7
15
9
25
10
10
23
8
8
13
24
2
2
5
1
5
3
4
3
18
22
19
22
20
21

In jedes Menschen Gesichte
steht seine Geschichte,
sein Hassen und Lieben
deutlich geschrieben.

Sein innerstes Wesen,
hier tritt es ans Licht -
hier kanns jeder lesen,
verstehn jeder nicht!

Was die Augen verraten

Der aufmerksame Beobachter erkennt im Auge nicht nur die Intelligenz, den Wachheitsgrad und die augenblickliche Gefühlsregung eines Menschen, sondern erhält auch viele Informationen über den augenblicklichen Gesundheitszustand.
So zeigen:

Trübe Augen	— Infektionsverdacht
Rötliche Augen	— Bindehautentzündung, Erkältungskrankheiten
Das Weisse ist gelb	— Gallenstörung, Hepatitis, Gelbsucht, Ikterus
Glanzaugen	— Überfunktion der Schilddrüse
Rote Adern in den Augen	— Venöser Stau
Augen eingefallen	— Auszehrung
Blick matt	— Schwäche, Herzerkrankung
Blick glänzend	— Fieber, Erregung
Blick glasig	— Höchste Schwäche
Blick hohl	— Darmkrankheit, Lebensgefahr

Perlmuttfarben — TBC oder Anämie

Auge wässrig — Krankhafte Gemütsbewegung

Augenzittern — Meist Multiple Sklerose

Auge ruckweise bewegt — Schlechte Erbmasse

Kann nicht weinen — Vitamin A Mangel

Unruhiges Augenspiel — Angst, Neurasthenie

Häufiger Lidschlag — Vegetative Dystonie, wenn stark: Hyperthyreose

Seltener Lidschlag — Hypothyreose

Weite Lidspalte — Vegetative Übererregbarkeit

Enge Lidspalte — Adynamie, Erschöpfung

Das sagen die Augenbrauen

Starke, buschige	— Guter Hormonhaushalt, Willenskraft Bei Frauen Keimdrüseninsuffizienz, frühzeitiges Klimakterium
Augenbrauen ergraut	— Bei Jüngeren Depressionen oder Cerebralsklerose
Einseitig gesenkt	— Halbseitenmigräne; betroffene Seite faltenlos
Fehlt seitlich	— Schilddrüsenunterfunktion
Zarte, dünne	— Bei Männern Feminismus oder Keimdrüseninsuffizienz Bei Frauen Östrogenmangel, Neigung zu Dysmenorrhoe, schmerzhafte oder seltene Regelblutung
Einseitige Steilfalte	— Migräne, Halswirbelsäulenbelastung
Steilfalte zwischen den Augenbrauen	— Chronische Sinusitis, chronischer Kopfschmerz
Zusammengewachsene Augenbrauen	— Zerebrale Durchblutungsstörungen Krampfneigung, Kopfschmerzen Bei Bluthochdruck Neigung zu Apoplexie; ev. Disposition zu Epilepsie

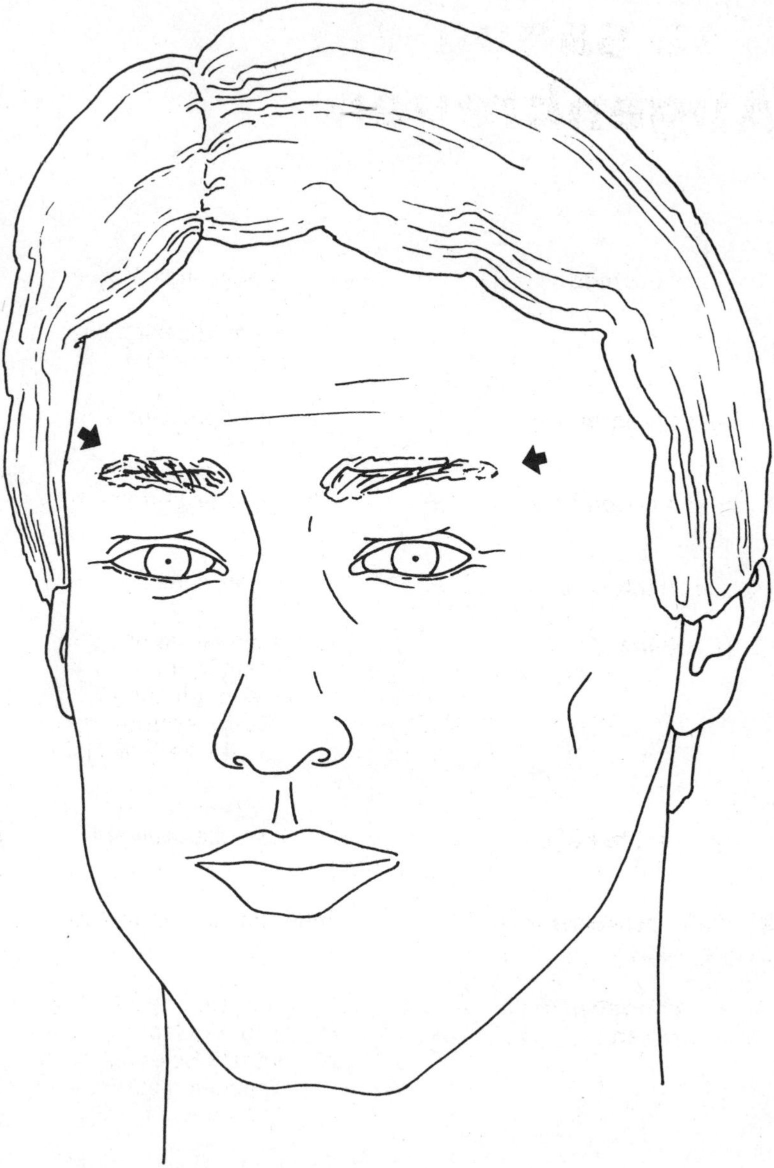

**Seitlich fehlende Augenbrauen:
Schilddrüsenunterfunktion**

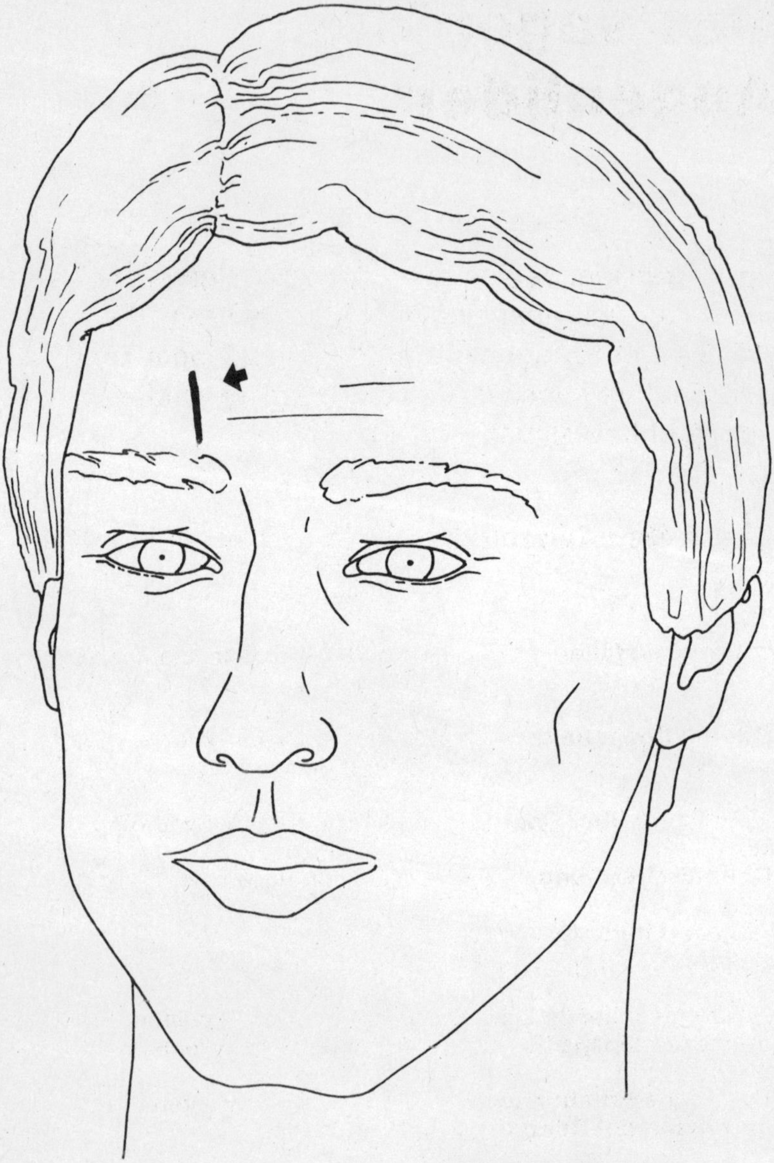

Einseitige Steilfalte:
Migräne
Halswirbelsäulenbelastung

Das sagen die Augenlider

Die Augenlider zeigen den Stand der Nervenkraft an. Sie sollten voll, aber nicht aufgequollen sein. Die zarte Haut an den Augenlidern entspricht dem Empfindungsnaturell und lässt eine Nervenschwäche erkennen. Nicht belastbar.

Die oberen Augenlider

Wenn eingefallen	— Nervenverbrauch, starkes Schlafbedürfnis
Oberlid Doppelfalte	— Zwerchfellbruch (Hernie), Bindegewebeschwäche
Haut hängt über Oberlid	— Roemheldsches Syndrom
Oberlidschwellung	— Herzstörungen
Augenlid herunterhängend	— Herzbelastung
Herabgesunkenes Lid, halbierter Lidspalt	— Mineralhaushalt gestört, Erschöpfung, Anämie, Hypotonie
Rundliche Erhebungen gelbbraun auf Oberlid	— Störung im Cholesterin- und Hormonhaushalt

Die unteren Augenlider

Unterlid eingefallen	— Nervlich strapaziert
Unterlidschwellung	— Nierenstörung, Stau
Schwellung rosa/blau	— Blase
Schwellung grau/grün	— Harnsäure
Schwellung wächsern	— Herzinsuffizienz
Eingefallen blau	— Eisenmangel
Eingefallen dunkel	— Nervenschwäche
Unterlid braun	— Anämie
Ablagerungen	— Fettstoffwechsel gestört, Pankreasunterfunktion, Schilddrüsenunterfunktion
Unterlidpigmente	— Hämorrhoiden, ev. innen
Seitlich aussen hängendes Augenlid	— Depressionen, Adynamie
Fehlende oder ausgefallene Lidwimpern	— Keimdrüseninsuffizienz, Toxikose, z.B. Thallium; genetischer Defekt

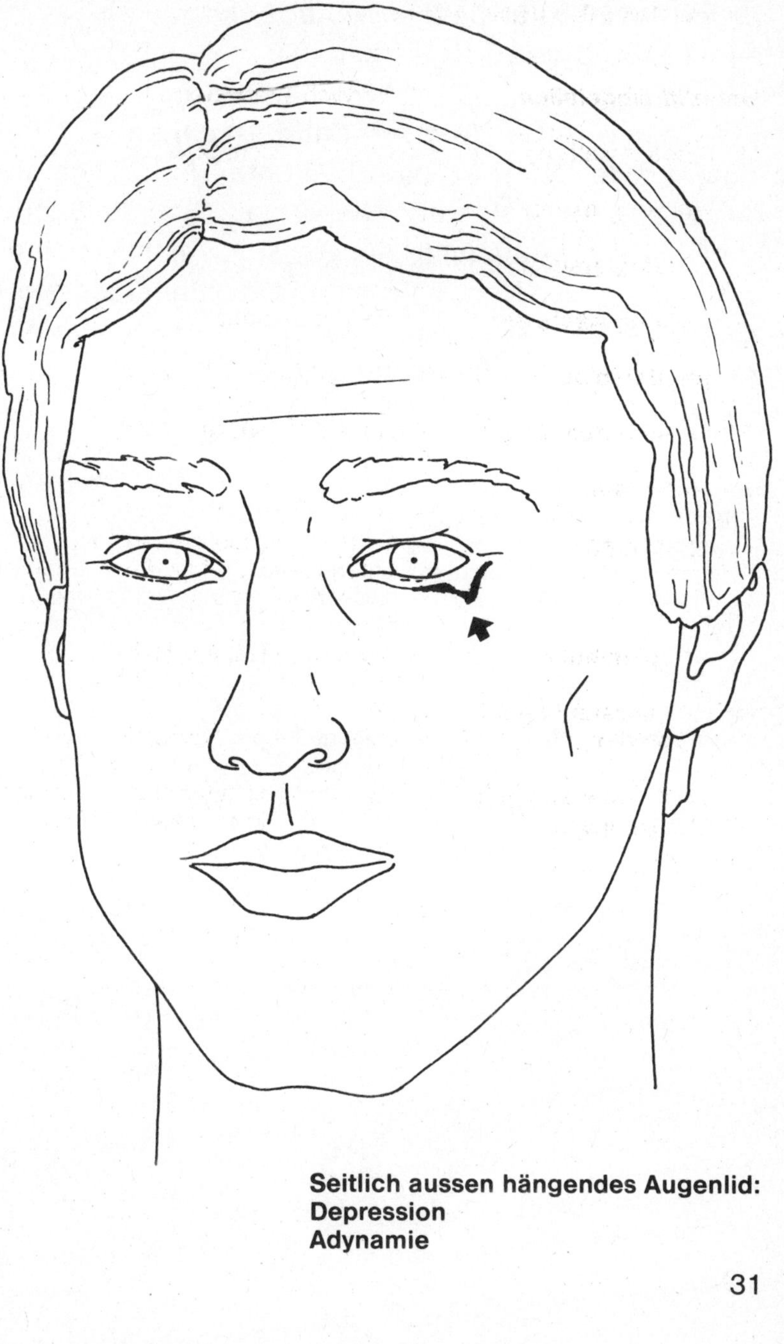

Seitlich aussen hängendes Augenlid:
Depression
Adynamie

Unmittelbar unterhalb des Augenlides kann man den **Zustand der Blase** erkennen.

Etwa 1 cm unter dem Augenlid erkennen wir den **Zustand der Nieren.** Säckchen unter den Augen an dieser Stelle zeigen einen Nierenstau. Sind die Säckchen direkt am Augenlid, handelt es sich mehr um eine Erkrankung der Nebennieren und der innersekretorischen Drüsen. Sehr weite Säckchen weiter unten zeigen eine Darmerkrankung an.

Gelblicher Augenhof	— Leber-, Gallenerkrankungen
Bräunlich-schwärzlicher Augenhof eingesunken	— Nervenschwäche, Neurasthenie, Schlaflosigkeit, Kreislaufstörungen
Bläulicher Augenhof	— Innerer Blutverlust, Wurmbefall bei Kindern
Bräunlicher Augenhof	— Leberkrankheit, Obstipation
Blassrosa Augenhof	— Blasenerkrankung, Prostataerkrankung
Brillenhämatom doppelseitig	— Schädelbasisbruch
Augenringe unten	— Erschöpfung
Fältchen seitlich im Augenwinkel oder unter den Augen	— Bei Jüngeren: Bindegewebeschwäche

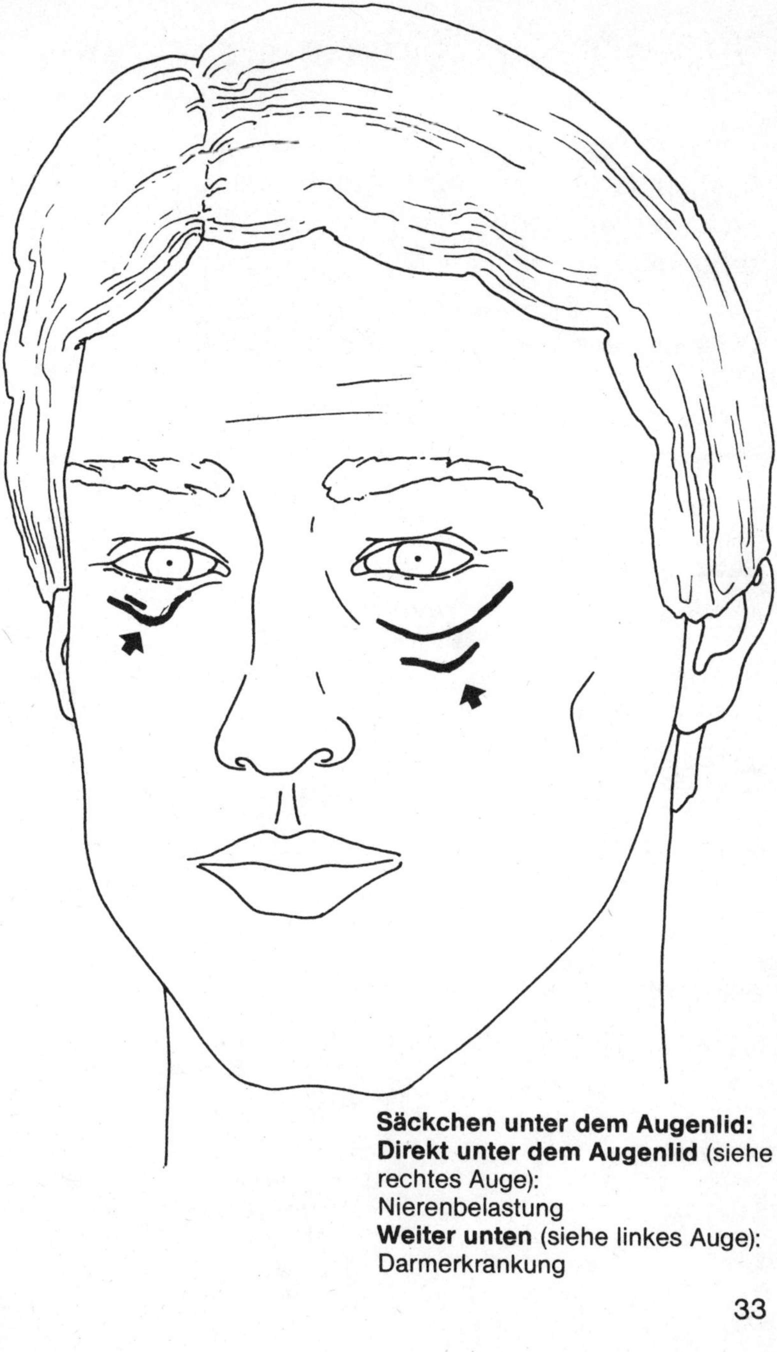

Säckchen unter dem Augenlid:
Direkt unter dem Augenlid (siehe rechtes Auge):
Nierenbelastung
Weiter unten (siehe linkes Auge):
Darmerkrankung

Was der Gang verrät

Aus der Art und Weise, wie die Füsse und Beine bewegt werden, können wichtige Schlüsse auf den Gesundheitszustand des Menschen gezogen werden.

Unruhiges Stehen	— Nervosität, Bandscheibenschäden, Erkrankungen im Rückenmarkbereich
Taumelnder Gang	— Gehirnleiden, Schwindel, Kreislaufstörungen, Rückenmarkerkrankungen
Gebückter Gang	— Rheumatische oder gichtige Veränderungen, Magenkrämpfe, Unterbauchbeschwerden
Unmöglichkeit des Treppensteigens	— Herzleiden, Kreislaufstörungen, Nervenleiden
Unfähigkeit, die Treppe hinunterzugehen	— Kniegelenkerkrankungen, Lähmung
Unmöglichkeit, rückwärts zu gehen	— Erkrankungsvorgänge im Labyrinth des Ohrs, im Kleinhirn oder der Medulla Oblongata
Ataktischer Gang breitspurig, schleudernd	— Koordinationsstörungen, Störung im Gebiet des Wirbelkanals
Spastischer Schritt	— Multiple Sklerose, Parkinson, Nachwirkung einer Gehirnhautentzündung
Watschelnder Gang	— Erkrankung des Hüftgelenkes, nach mehreren aufeinanderfolgenden Schwangerschaften, spinale Kinderlähmung, Kalkarmut, Muskelschwund

Kann mit dem rechten Fuss keinen gleichgrossen Schritt wie mit dem linken Fuss machen — Lebererkrankung

Was die Haare verraten

Bei Tieren ist ein glanzloses Fell immer ein deutliches Zeichen einer Krankheit. Auch der Mensch spürt, dass die Frisur nicht hält, wenn er sich nicht wohl fühlt.

Langsames Wachstum	— Schwäche des Nervensystems
Haarschwund	— Schilddrüsenüberfunktion
Haare an Wurzel dünner	— Erkrankung der Kopfhaut
Ausfallen in Streifen	— Gichtige oder rheumatische Belastung
Kreisförmiger Ausfall	— Hochgradige Blutarmut
Spalten des Haares	— Folge langandauernder Fehlernährung
Brüchiges Haar	— Darmstörungen, die überwacht werden sollten
Abnahme des Glanzes	— Verschlechterung im Befinden
Totes Haar	— Nierenstörungen, Anämie, Diabetes
Weisse Haarbüschel	— Vererbung, Erkrankung eines Haarnerves
Halbseitiges oder totales plötzliches Ergrauen	— Seelische Erschütterung, Lähmung von Halsnerven
Plötzlich dunkle Haare	— Gallenerkrankung, Leberzirrhose — sofort prüfen!

Männliche Behaarung bei Frauen	— Störung der Nebenniere oder der Geschlechtsorgane
Frühes Ergrauen	— Zuviel Salz, Übersäuerung, Angst, Enzymmangel, sexuelle Exzesse, Überforderung, Diabetes, Durchblutungsstörung des Herzens
Stirnglatze Mann	— Keimdrüsenunterfunktion
Stirnglatze Frau	— Keimdrüseninsuffizienz, Dysmenorrhoe, frühes Klimakterium
Kahlköpfigkeit oder Schuppen	— Zuviel Protein, Fett, Zucker, Kaffee, Salz, Milchprodukte

Was der Hals zeigt

An der Elastizität des Gewebes ist das biologische Alter des Menschen, aber auch die Drüsenfunktion zu erkennen; an der Form des Grades der Vitalität.

Kurzer Hals	— Neigung zu Schlaganfall, Disposition zu Herzstörungen, Möglichkeit vorzeitiger Gehirnverkalkung
Langer Hals	— Anlage zu Bronchitis, Anfälligkeit für Lungenentzündung und Leiden im Bereich der Luftröhre
Blaue Streifen am Hals	— Weit fortgeschrittene Herzveränderungen oder Lungenleiden
Geschwollener Hals	— Schilddrüsenerkrankungen, Nervosität, Schwangerschaft
Entzündung am Hals seitlich	— Drüsenstörungen — sofort behandeln
Halskuhle wenn gefüllt	— Magenstörung
Wenn Beule	— Karzinom
Dicke Halsvenen	— Rechtsherzinsuffizienz, Struma, Lymphome
Dicke Halsvenen und cyanotische Hautfarbe	— Herzinsuffizienz
Pulsierende Halsarterie in Ruhe	— Aortenvitium, fortgeschrittene cardiale Dilatation
Partie unterhalb des Kinns schlaff	— Kreislaufbelastung durch Übergewicht oder üppige Lebensweise

Nacken schwächer	— Reserven werden angegriffen
Eingefallener Nacken	— Leberzirrhose
Tiefe Halsfalten	— Drüsenschwäche

Zu beachten:

Menschen mit abgeschrägtem Hinterhaupt werden häufig erkranken und über Schwächezustände klagen. Auch Kreislaufschwäche, Migräne, Wirbelsäulenerkrankungen. Behandlungserfolge halten nicht lange an. Behandlungsart häufig wechseln und Körper stärken.

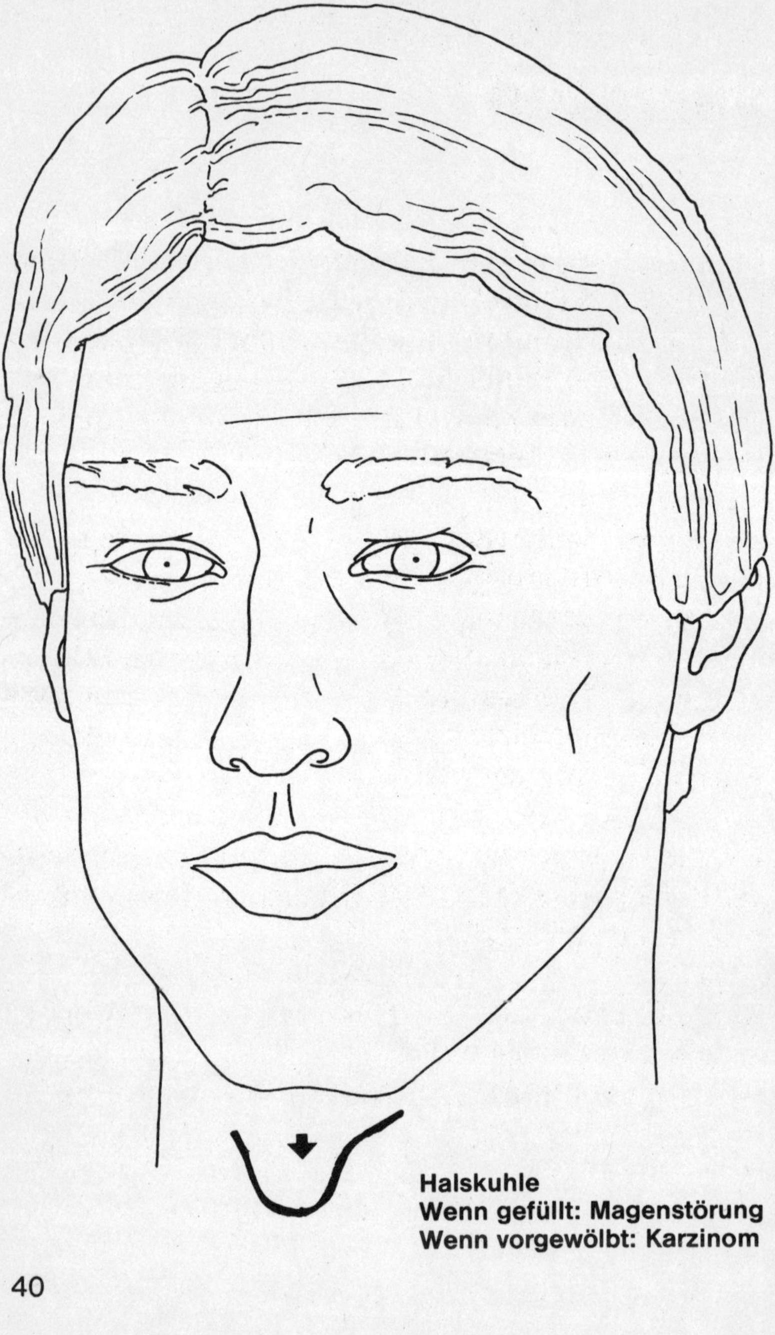

Halskuhle
Wenn gefüllt: Magenstörung
Wenn vorgewölbt: Karzinom

Was die Hände verraten

Die medizinische Hand- und Nageldiagnostik ist ein umfassendes Gebiet, das eines gesonderten Studiums bedarf. **Empfehlung: Prof. Isberner-Haldane, Medizinische Hand- und Nageldiagnostik.**
Doch auch ausserhalb dieses Spezialgebietes können Hände viele Informationen geben.

Zu einem elastischen Körper gehören stets auch biegsame Hände. Sie sollten sich zumindest geradestrecken lassen und eher einen Bogen nach aussen ermöglichen. **Nach innen gekrümmte Hände zeigen schon das Zeichen von Verhärtung** (Verkalkung).
Die Disposition hierzu zeigen bereits hervortretende Adern auf dem Handrücken.

Bläuliche Adern auf dem Handrücken zeigen, dass viel Kohlensäure im Blut ist und dass viel Bewegung an frischer Luft angezeigt ist.

Drei Razetten, die Querlinien an der Handwurzel, zeigen an, dass ein hohes Gesundheitspotential vorhanden ist und meist auch ein hohes Alter erreicht wird.

Der Daumen.
Das erste Glied steht in Verbindung mit Kopf und Gehirn, das erste und zweite Glied mit der Wirbelsäule. Lässt sich der Daumen nicht weit nach hinten überbiegen, spricht dies für «Rückgrat und Willenstärke», also auch für Disziplin bei der Durchführung von Behandlungsanweisungen. Lässt sich der Daumen jedoch weit nach hinten durchbiegen, ist der Mensch beeinflussbar und weniger diszipliniert.
Legt man den Daumen lose an den Zeigefinger, entsteht **die «Maus»** in der Innenhand. Sie ist ein Zeichen für die Sexual- und Vitalkraft des Menschen und ihre Festigkeit zeigt den Grad der Lungenkraft.

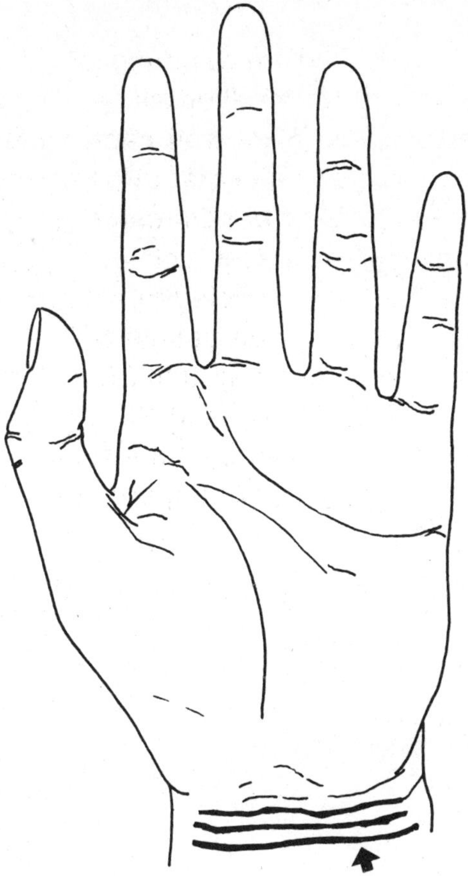

Razetten
Drei oder mehr Razetten:
Hohes Gesundheitspotential
Meist wird hohes Alter erreicht

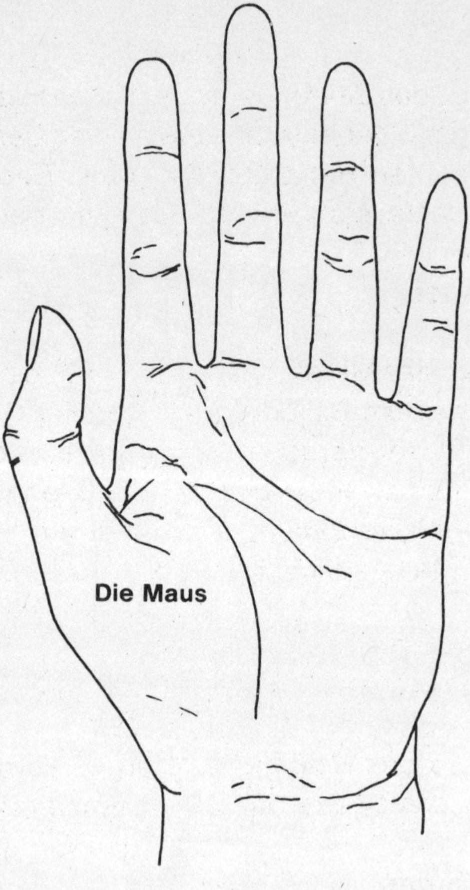

Die «Maus»
Wenn plastisch vorgewölbt und fest: Zeichen für Sexual- und Vitalkraft. Ihre Festigkeit zeigt die Lungenkraft an.

Der Zeigefinger.

Das erste Glied des Zeigefingers der linken Hand steht in Verbindung mit der Milz, das erste Glied des Zeigefingers der rechten Hand mit der Leber. Das zweite Glied beider Hände steht in Verbindung mit der Lunge.

Der Mittelfinger.

Das erste Glied des Mittelfingers beider Hände steht in Verbindung mit dem Blinddarm, das zweite Glied mit dem Darm und der Verdauung. Verdickte Knoten im Gelenk zwischen zweitem und drittem Glied des Mittelfingers zeigen Verdauungsstörungen an. Ein vorstehender Mittelhandknochen zeigt eine Darmbelastung.

Der Ringfinger.

Das erste Glied des Ringfingers steht in Verbindung mit der Niere, das zweite Glied mit dem Herzen.

Der kleine Finger.

Das erste Glied des kleinen Fingers steht in einer engen Verbindung zu den Sexualorganen. Abbiegung des ersten Gliedes bedeutet bei Frauen: Uterussenkung, bei Männern: Schwäche der Sexualorgane.

Gut sichtbare Nagelmonde an allen Fingern zeigen eine gute Vitalität und Blutzirkulation. Sehr grosse Nagelmonde zeigen zu starke Herzkraft und Disposition zu Herzschlag. Sehr kleine oder nicht vorhandene Nagelmonde zeigen Herzschwäche und Kreislaufstörungen. Ist ein Mensch längere Zeit an einer künstlichen Niere angeschlossen, verschwinden die Nagelmonde meistens ganz. Die Ursache hierfür ist noch nicht bekannt. Werden die Nagelmonde durch eine waagrechte Linie vom übrigen Teil des Nagels abgegrenzt, ist dies ein Hinweis auf Diabetes.

Hat der Fingernagel seine angeborene flache Form verloren, so bedeutet dies:

Beim Zeigefinger	— Erkrankungen des Kopfes
Beim Mittelfinger	— Magen- und Darmerkrankungen
Beim Ringfinger	— Nieren- und Lungenerkrankungen
Beim kleinen Finger	— Erkrankungen der Geschlechtsorgane.

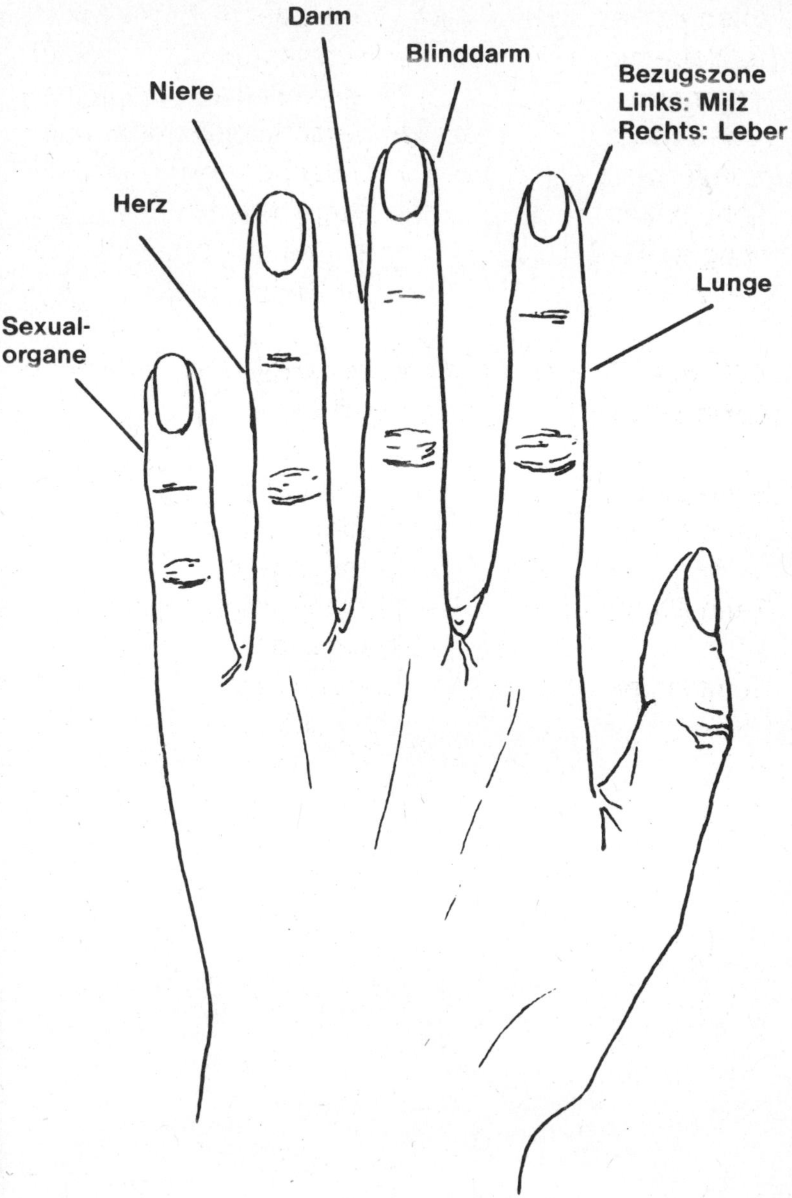
Darm
Blinddarm
Niere
Bezugszone
Links: Milz
Rechts: Leber
Herz
Lunge
Sexual-
organe

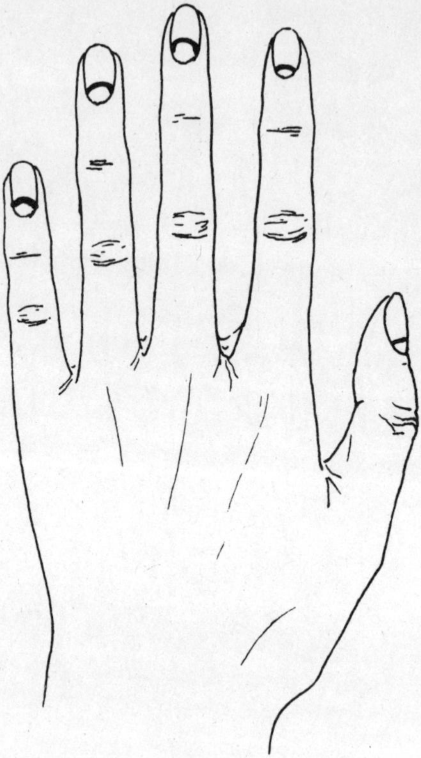

Nagelmonde gut sichtbar:
Gute Vitalität und Blutzirkulation
(siehe hier kleiner Finger und Ringfinger)
Nagelmonde sehr gross:
Starke Herzkraft, aber auch Disposition
zu Herzschlag (siehe hier Mittelfinger)
Nagelmonde sehr klein oder nicht sichtbar:
Herzschwäche und Kreislaufstörungen
(siehe hier Zeigefinger)

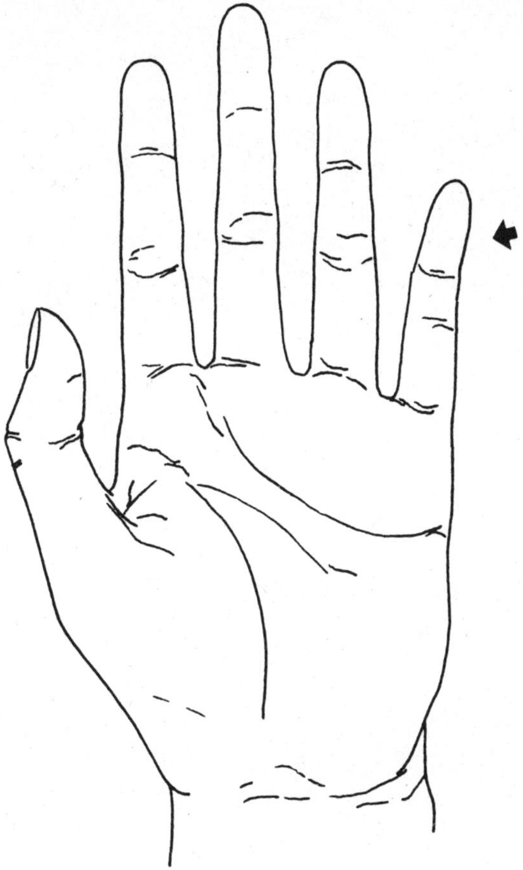

Kleiner Finger
Abbiegung des ersten Gliedes:
Bei Frauen: Uterussenkung
Bei Männern: Schwäche der Sexualorgane

Gelegentliche weisse Flecken in den Fingernägeln zeigen Eisenmangel an. **Ständige weisse Flecken** zeigen chronische Leber- oder Nierenerkrankung, Erkrankung des Lymphsystems oder Arsenvergiftung.

Dünne, sehr langsam wachsende Nägel sind bei jungen Männern ein deutliches Vorzeichen, dass sie schon früh unter Haarausfall leiden werden.

Längsrillen in den Fingernägeln zeigen allgemeine Verdauungsstörungen und dadurch bedingte Mangelerscheinungen an, meist verbunden mit Hautausschlägen. Das gleiche gilt, wenn die Fingernägel in der Längsrichtung leicht einreissen.

Brüchige Fingernägel zeigen den Mineralstoffmangel an.
Wenn die Fingernägel sich krümmen, dunkel werden und leicht brechen, sind das Hinweise auf Infektionen durch Pilze oder Bakterien.

Ist die Nagelplatte verdickt, zeigt das eine Kreislaufschwäche an. Auch das Herz kann geschädigt sein.

Haben die Fingernägel **punktförmige Vertiefungen,** wie bei einem Fingerhut, ist das ein Hinweis auf Gelenkrheuma oder Schuppenflechten.

Sind die Fingernägel gewölbt wie ein Uhrglas, sollten Sie sich in Behandlung begeben. Es kann Schilddrüse, Darm, Lunge oder Herz erkrankt sein.

Lange, schmale und gewölbte Fingernägel zeigen die Nierenerkrankung an. Es beginnt meist am kleinen Finger, lange bevor die Erkrankung klinisch feststellbar ist. Meist trinken die Betroffenen zu wenig.

Was die Haut uns sagt

Der Mensch hat etwa 1,5 Quadratmeter Haut, **auf die der Organismus, wie auf eine Kinoleinwand projiziert, was in den Organen und Drüsen nicht in Ordnung ist.** Wissenschaftlich erforscht wurde als erste die Erkenntnis des Londoner Nervenarztes Dr. Henry Head, dass bestimmte Gebiete der Haut in engem Zusammenhang mit inneren Organen stehen. Als **Headsche Zonen** sind sie jedem Therapeuten bekannt. Wir aber befassen uns vor allem mit den sichtbaren Teilen der Haut, primär im Gesicht.

Blässe des Gesichtes	— Hypotonie, Anämie, periphere Durchblutungsstörungen, renale Hypotonie, Schock
Extreme Blässe	— Lungenleiden, schwere Verdauungsstörungen
Gelbliche Haut	— Leber- oder Gallenstörungen
Rote Haut	— Hypertonie, Disposition zu Herzschlag und Apoplexie, Alkoholmissbrauch
Periodische Gesichtsröte	— Klimakterische Wallung, Dünndarmkarzinoid, Nebennierenmarktumor
Seidenartige Haut	— Disposition zu Rheuma, Gicht, Nieren- und Blasenleiden

Trockene, rauhe Haut	— Disposition zu Fieber und Hautkrankheiten
Haut kühl und klamm	— Neigung zu Leberleiden, sexuelle Überererregbarkeit
Gesichtshaut zerknittert	— Bauchspeicheldrüse erkrankt, Greisenhautsyndrom
Gesichtshaut bronzefarben	— Nebennierenschaden
Vollmondgesicht rosig	— Nebennierenüberfunktion, Cushing-Syndrom, Cortison
Plötzliche gelbe Gesichtsfarbe	— Milz nicht in Ordnung
Grünliche Gesichtsfarbe	— Kann bei Krebs entstehen
Wangencyanose	— Herzinsuffizienz, Mitrafehler, pulmonaler Hochdruck
Kombinierte Lippen-, Wangen-, Stirncyanose	— Manifestierte Herzinsuffizienz, Emphysembronchitis, chronisches Asthma, Ateminsuffizienz
Allgemeine Cyanose	— Schwere Herzinsuffizienz, Pulmonalsklerose
Stirnblässe	— Hypotonie
Allgemeine Blässe mit Stirnschweiss	— Kollaps, Magendurchbruch, Blinddarm
Unangenehmer Geruch der Haut	— Falsche Ernährung
Trockene, schuppige Haut	— Verschleimung, Nahrungsmangel
Geplatzte Äderchen, Krampfadern	— Zuviel tierisches Eiweiss, übermässiges Essen

Leberflecken	— Übermässige Proteinzufuhr, frittierte Gerichte, Leberflecken beginnen als rotes Pünktchen (toxisches Blut) und koagulieren zu schwarzen Flecken
Mitesser	— Zuviel tierisches Eiweiss, Stärke, Fettgebackenes oder Mineralöl
Pickel	— Langandauernde Verdauungsstörungen; während der Pubertät Zeichen der Hormonverschiebung; ist der Hormonspiegel nicht ausgeglichen, auch im späteren Alter, Diabetes
Pigmentflecken	— Hormon- und Drüsenumstellung als Altersveränderung
Gefässspinnen	— Leberbelastung, Schwangerschaft
Weisse Flecken	— Stoffwechsel gestört
Knotige, braune Erhebungen über dem Schienbein	— Unterfunktion der Schilddrüse
Gefässerweiterung perioral	— Gastritis, Gastrocolitis
Gefässerweiterung nasal und perinasal	— Pulmonaler Hochdruck, Asthma bronchiale
Braune Flecken am Haaransatz	— Leberbelastung, Schwangerschaft
Milien	— Schleimhautstörungen
Hämorrhoiden	— Entzündung der Schleimhäute im Dickdarm, da sich Intima der Venen mitentzünden und Thromben bilden

Was uns die Jochbeine sagen

Breite Jochbeine zeigen eine starke Widerstandskraft und hohe Belastbarkeit an. Entsprechend kann die Therapieform gewählt werden. Schmale Jochbeine zeigen geringe Widerstandskraft, auch seelischer Art an.

Jochbeinsäckchen	— Blasenbelastung (Polypen)
Jochbein durchsichtig	— Leberschwäche
Rötung von der Nase bis zum Jochbein	— Magnesiummangel

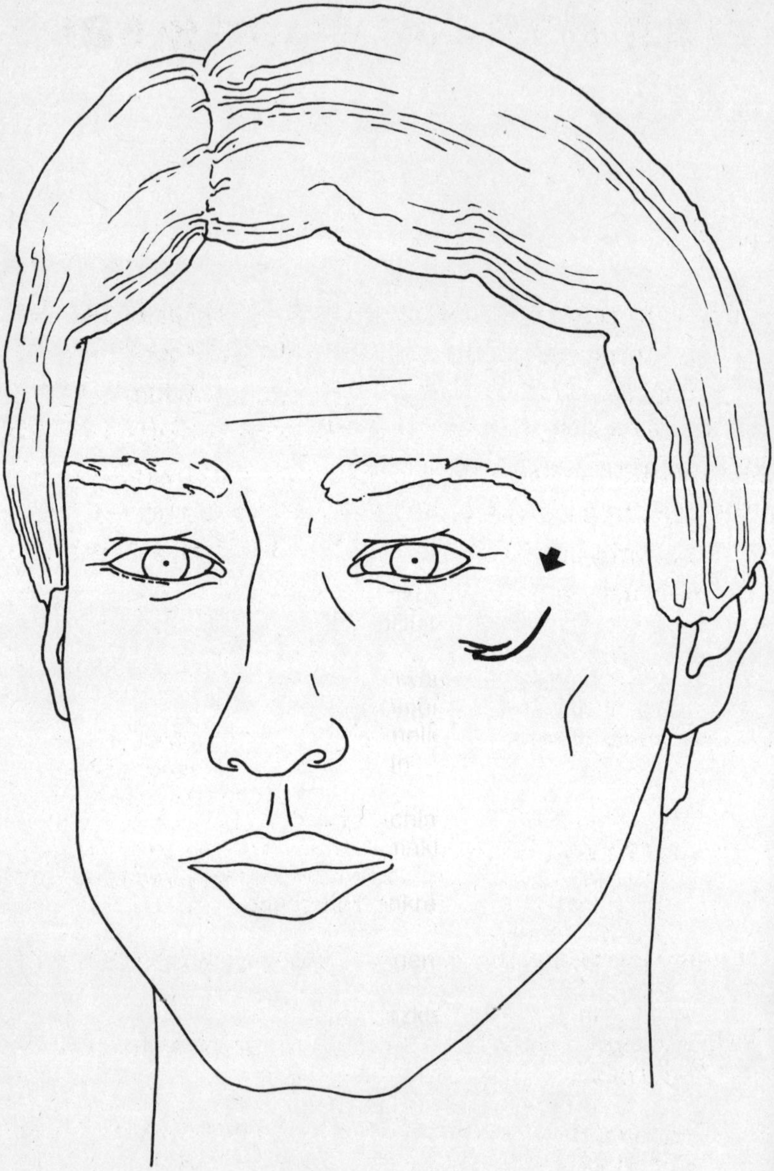

Jochbeinsäckchen: Blasenbelastung (Polypen)

Was das Kinn uns sagt

Das Kinn zeigt die Ausprägung der Willensfunktion eines Menschen. Ein ausgeprägtes Kinn zeigt immer den starken Willen, aber auch die Eigenwilligkeit des Menschen. Ein **fliehendes Kinn** ist bereits ein **Degenerationsmerkmal** und zeigt den schwachen Willen, schnelle Erschöpfung, Nervenschwäche, allgemeine Anfälligkeit. **Entsprechend ist die Therapie zu wählen.**

Einbuchtung in Kinnmitte	— Physisch und psychisch empfindlich; Wirbelsäule; venöse Belastung des Mastdarmes; Hämorrhoiden
Kinngewebe schlaff	— Bindegewebeschwäche, Kreislaufschwäche, Übersäuerung, schlechte Verdauung
Mangelnder Bartwuchs	— Keimdrüseninsuffizienz, Hodenatrophie
Verdickungen unterhalb der Mundwinkel	— Pankreaszone, bei Verdickung Stau
Ausbuchtungen (Höcker) am Kieferbogen	— Schilddrüsenunterfunktion (Hypophyse anregen)
Nasolabialfalte bis zum Kinn	— Disposition zu Ulkus

Geschwollenes Kinn	— Nierenbelastung
Taubheit zwischen Kinn und Unterlippe	— Hinweis auf bevorstehenden Herzinfarkt (zuverlässig)

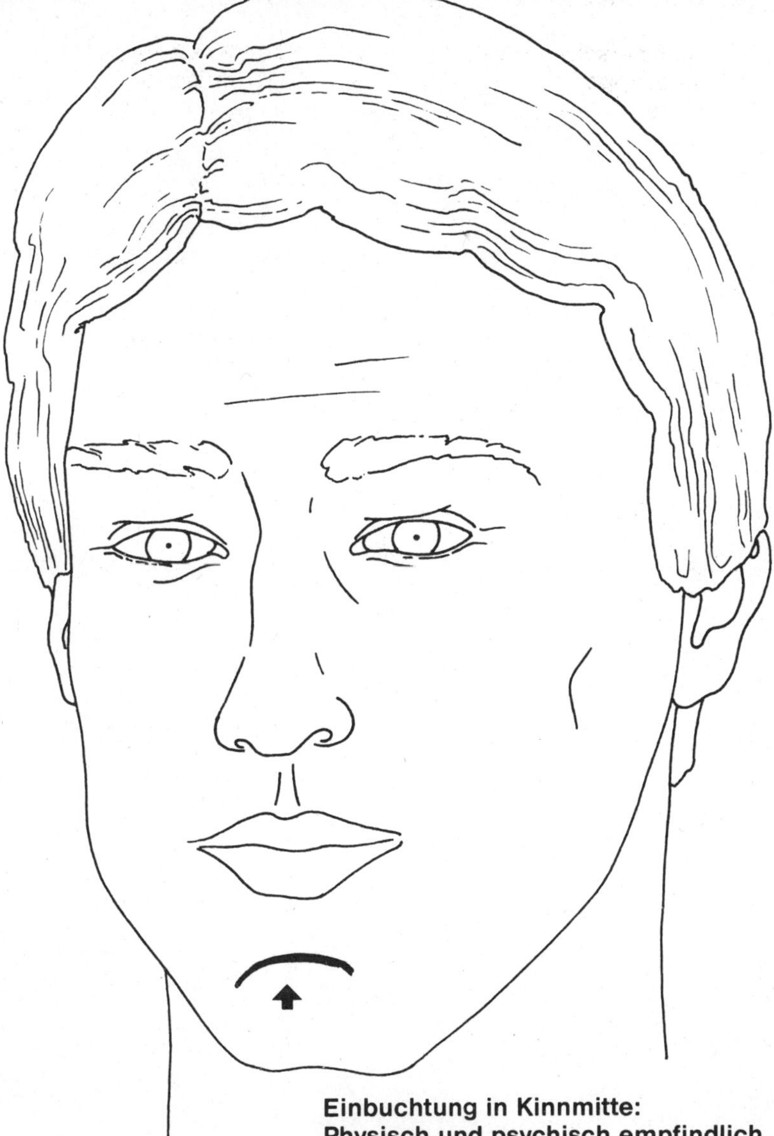

Einbuchtung in Kinnmitte:
Physisch und psychisch empfindlich
Wirbelsäulenbelastung
Venöse Belastung des Mastdarmes
Hämorrhoiden

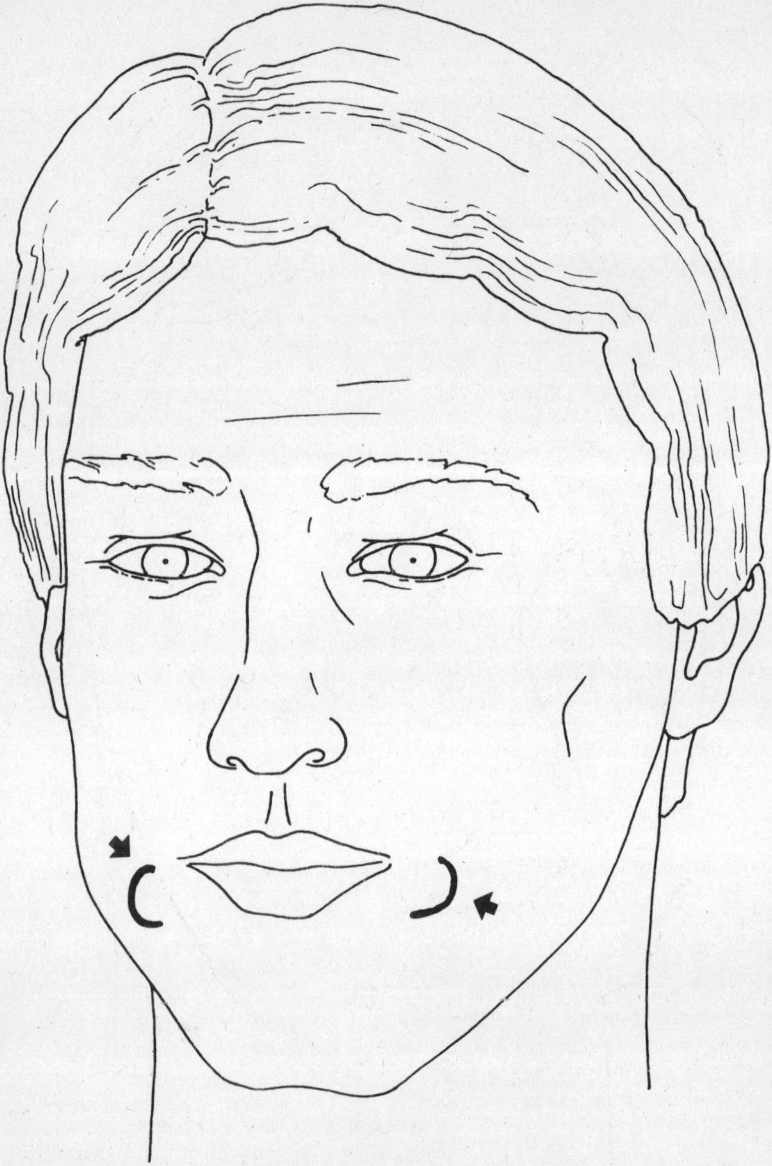

Verdickungen unterhalb der Mundwinkel: Pankreaszone, bei Verdickung Stau

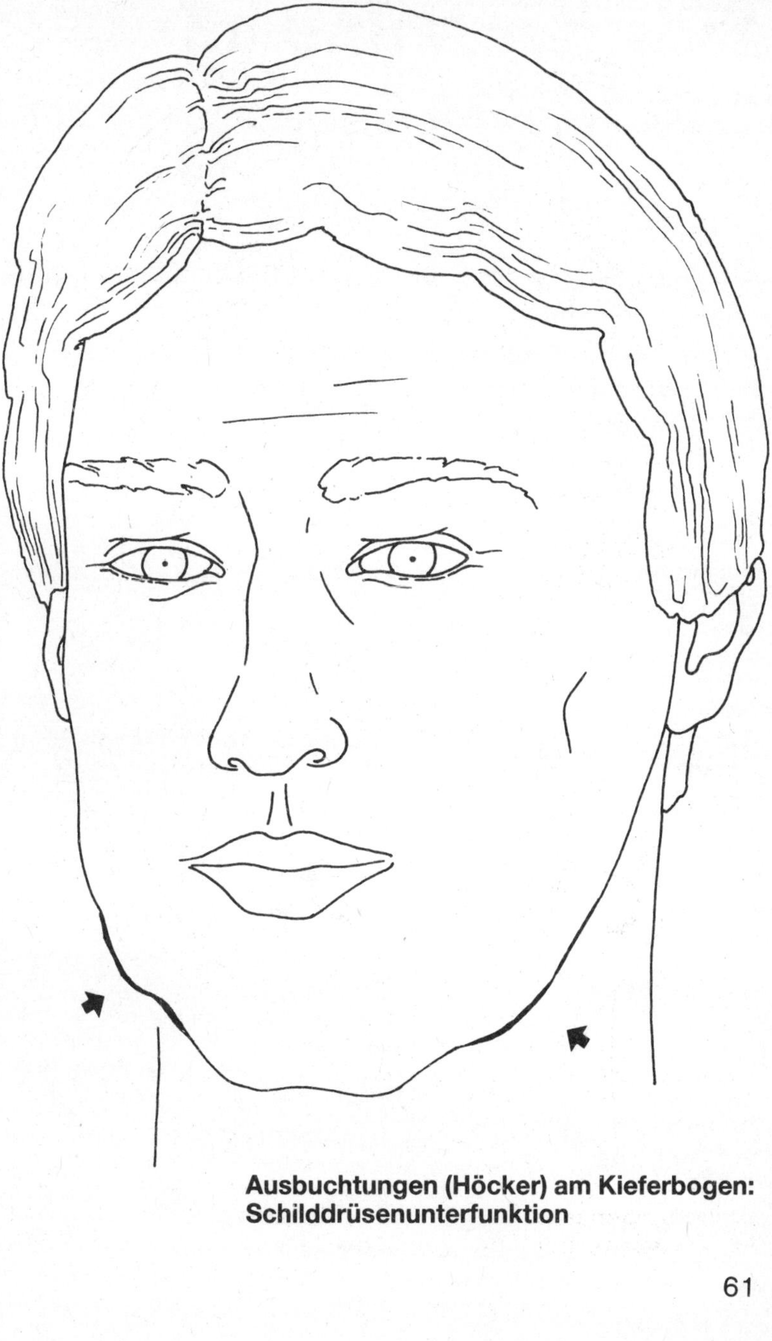

Ausbuchtungen (Höcker) am Kieferbogen: Schilddrüsenunterfunktion

Was der Mund uns sagen kann

Ein im Verhältnis zum übrigen Gesicht zu kleiner Mund zeigt meist eine ausgeprägte Blasenschwäche an. **Hat der kleine Mund auch noch aufgeworfene Säuglingslippen, finden wir meist noch Bettnässen und Nägelbeissen.**

Kussmund	— Disposition zu Pankreasbelastung
Gespannte Mundpartie	— Akute Magenschmerzen, Verschlossenheit
Voller roter Mund:	
Beim Mann	— Neigung zu Impotenz, Feminismus
Bei der Frau	— Neigung zu Erkrankung der Keimdrüsen
Blasser, schmaler Mund bei Frauen	— Östrogenmangel, Dysmenorrhoe
Lippencyanose	— Herzinsuffizienz
Lippenblässe	— Magenspasmen, Ulkusschübe, Durchblutungsmangel
Trockene Lippen	— Trockene Schleimhäute, Gastritis
Glatte, blassrosa Stellen auf der Lippe:	
Oberlippe	— Magenkrebs
Unterlippe	— Unterleibskrebs
In Mundwinkeln	— Darmkrebs

Verfärbungen um den Mund gelb	— Verdauungsbeschwerden, Leber, Galle
Brauner Mundhof	— Darmerkrankungen
Mundgeruch	— Kariöse Zähne, Granulom, Magen, Darm, Lunge, Nase

Das sagt die Oberlippe

Form, Farbe und Relief der Oberlippe weisen auf den Zustand des Blutes hin.

Geschwollene Oberlippe	—	Magenstörung; besonders wenn nach den Mahlzeiten auftritt
		Drüsenschwellung, Blinddarm, Skrofuloseneigung, übersäuertes Blut
Oberlippe schmal	—	Pankreasschwäche, Disposition zu Diabetes
Oberlippenbehaarung bei Frauen	—	Schwäche der Keimdrüsen, schmerzhafte Regelstörungen, männliche Hormone stark, Busen klein
Senkrechtfältchen bei Frauen	—	Nachlassen der Hormontätigkeit, Klimakterium
Hochgezogene Oberlippe	—	Pankreas und Milzschwäche
Mund-Nasenfalten	—	Magenstörung
Extrafalte Mund-Nase	—	Herzklappenfehler, oft nach Kindheitsdiphtherie
Abstand von Nase zu Oberlippe sehr gross	—	Vitalitätszeichen, Widerstandskraft stark
Waagrechte Falte zwischen Mund und Nase bei Frauen	—	Frigidität, Härte

Mundwinkel

Falten in Mundwinkeln	— Leber-, Gallenleiden
Mundwinkel gelbbraun	— Leberinsuffizienz
Mundwinkelrhagaden	— Eisenmangelanämie
Kleine Pickel in den Mundwinkeln	— Entzündung des Zwölffinger-darmes, Leber-, Gallenstörungen

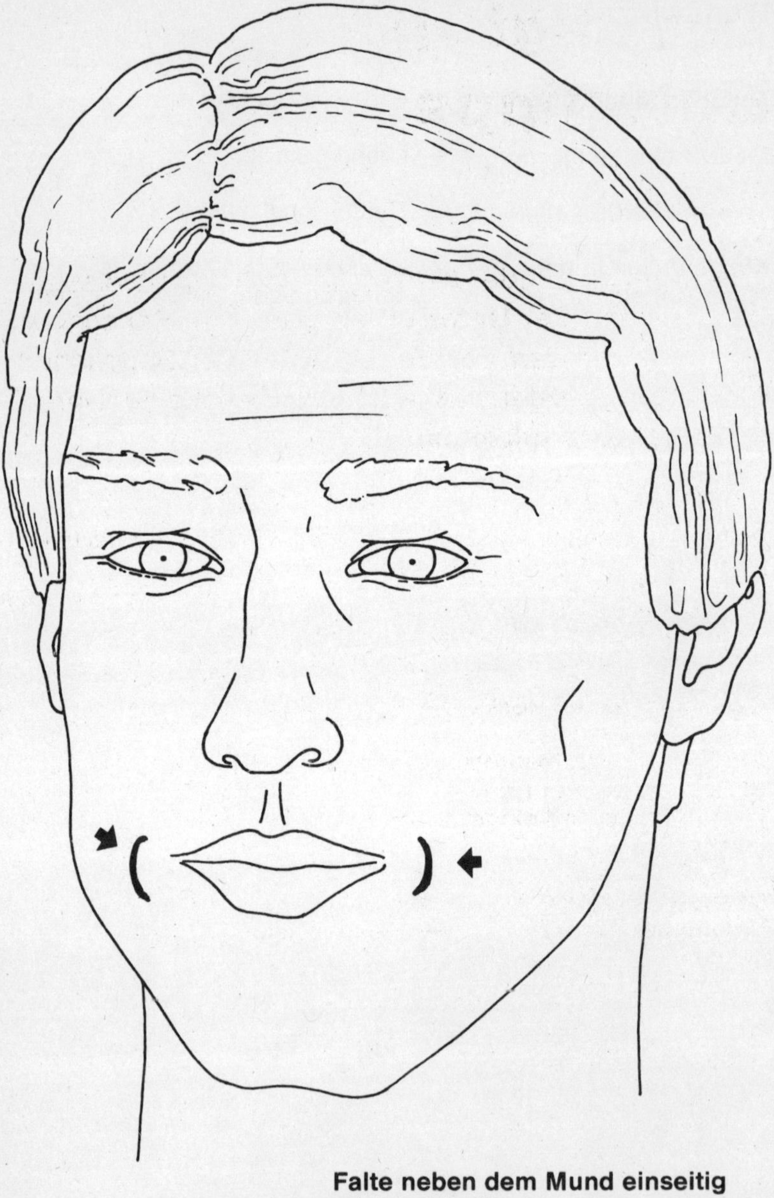

Falte neben dem Mund einseitig oder beidseitig: Geschwürige Veränderung im Darm

Das sagt die Unterlippe

Eine gespannte oder hängende Unterlippe weist auf den **Zustand der Unterleibsorgane** hin. Bei schweren Erkrankungen der Leber, Milz oder Bauchspeicheldrüse verändert sich auch das Gewebe der Unterlippe und unmittelbar darunter.

Besonders dicke Unterlippe	— Blase, Niere, Prostata, Dickdarmerweiterung, Leber
Lippenrand unten verdickt	— Leberbelastung
Lippenrand unten Höcker	— Krampf (Pylorus)
Glatte, trockene, blaurote Unterlippe; unterer Lippenrand blass und eingefallen	— Diabetes
Querfalte unter der Unterlippe	— Hämorrhoiden

Was die Nase uns sagen will

Die Nase eines Menschen zeigt so viele Merkmale, dass wir im wahrsten Sinne des Wortes Krankheiten an der Nasenspitze ablesen können.

Rote, geäderte, knollige Nase	— Hoher Blutdruck, Herzstörungen
Blaurote Nase	— Niedriger Blutdruck
Isolierte Nasenblässe und blasse Nasenflügel	— Pneumonie, speziell bei Kindern
Nasale und perinasale Blässe	— Gastritis, Magenspasmen, Kollaps, Pneumonie akut
Nasencyanose	— Asthma, Emphysembronchitis
Nasenrötung	— Alkoholismus, Gastritis
Kupfernase, besonders mit dunklen Punkten	— Leberleiden, Gallenstörung, Magenbelastung, Milzstörung
Nasenbluten	— Lungenerkrankung, Leberstörung

Die Nasenwurzel

Tiefe Nasenwurzelgrube	— Neigung zu Depression, Grübeln, Dinge zu schwer zu nehmen
Nasenwurzelquerfalte	— Schilddrüsenunterfunktion
Schwellungen im Bereich der Nasenwurzel	— Polypen, Entzündungen

Der Nasenrücken

Schmaler Nasenrücken	— Nervosität, neurotische Disposition, nervöses Herzleiden, Schilddrüsenbelastung
Nasensattel verdickt	— Leberbelastung
Rötungen neben der Nase	— Magnesiummangel
Gefässrisse um die Nase herum	— Blutstauungen, Venenentzündung, Thrombosenbildung

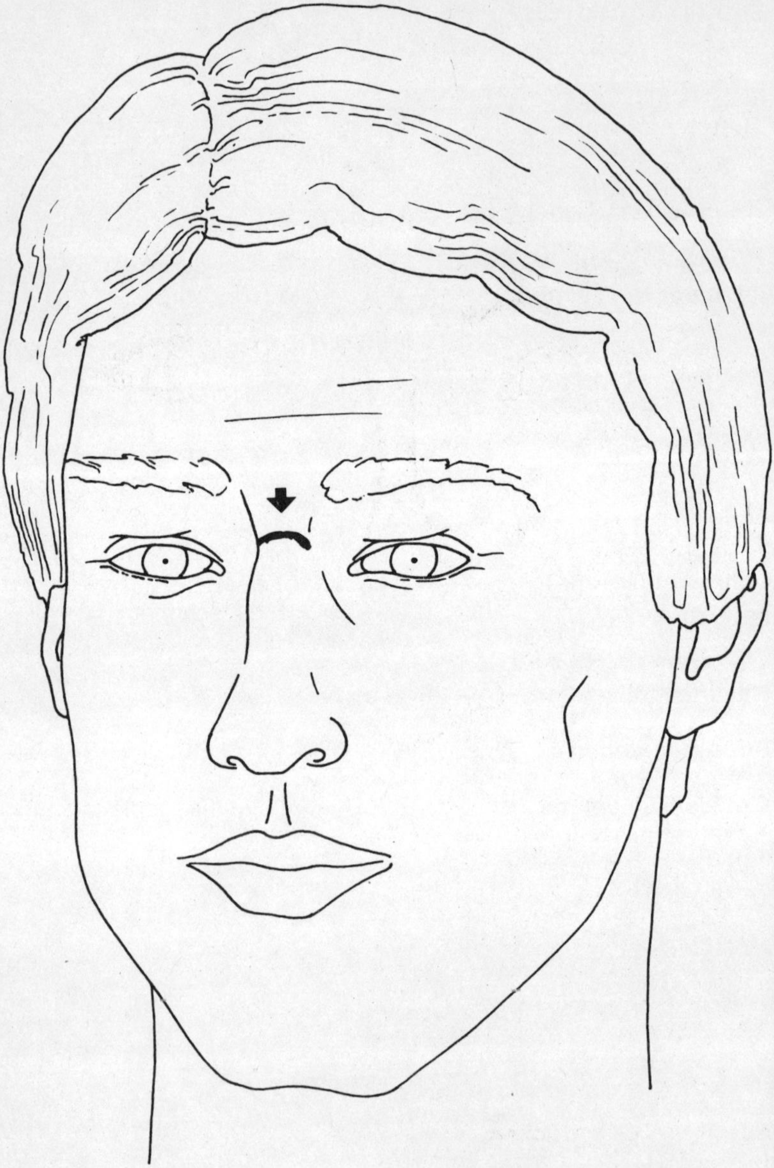

**Nasenwurzelquerfalte:
Schilddrüsenunterfunktion**

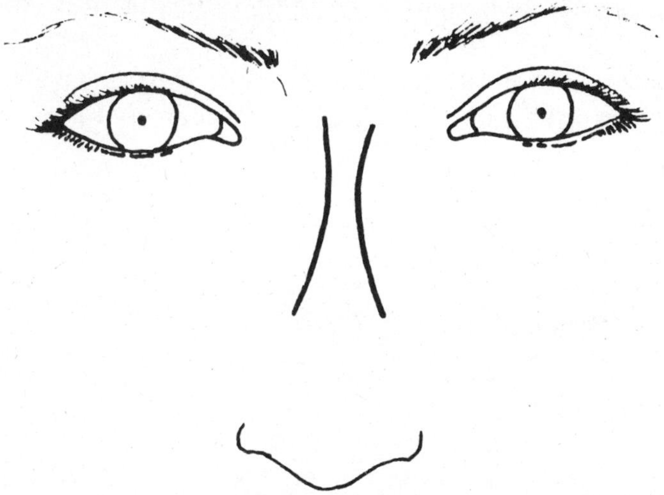

Schmaler Nasenrücken:
Nervosität
Nervöses Herzleiden
Neurotische Disposition
Schilddrüsenbelastung

Die Nasenflügel.

Die Nasenflügel sind die Projektionsflächen der Atmungsorgane. Beim Gesunden sollten sie gut durchblutet und leicht beweglich sein.
Die Nasenlöcher sollten ausreichend lang und weit genug geöffnet sein.
An den Nasenflügeln erkennt man den Grad der Lungentätigkeit und den Zustand der Bronchien.

Gut gewölbte Nasenflügel	— Starke Bronchien und Lungen
Stark geblähte Nasenflügel	— Überanstrengung der Atemorgane
Kleine Äderchen auf Nasenflügeln	— Leberleiden
Wenn blaurot	— Herzbeschwerden
Nasenlöcher zur Seite geöffnet	— Verdickte Leber, Gallentätigkeit
Nasenflügel Mitte	— Zustand der Lungen
Nasenflügel in Gesichtsnähe	— Zustand der Bronchien (Röte, Schwellung, Starre)
Verdickte Nasenflügel	— Ungenügend genutzte Lungenkapazität

Die Nasenspitze

Dicke Nasenspitze	— Magenerweiterung
Spitze Nase	— Kleiner Magen, empfindlicher Magen
Eingedrückte Nasenspitze	— Neigung zu Magengeschwüren
Senkrechte Einkerbung	— Chronisches Magenleiden
Weisse Nasenspitze	— Durchblutungsstörungen, Ulkus
Grossporig	— Gewebeveränderungen im Magen
Rötlich blau	— Magenschleimhaut gereizt
Nasensteg nach unten	— Überkritisch und übergenau
Nasensteg nach oben	— Leichtsinnig, oberflächlich, undiszipliniert

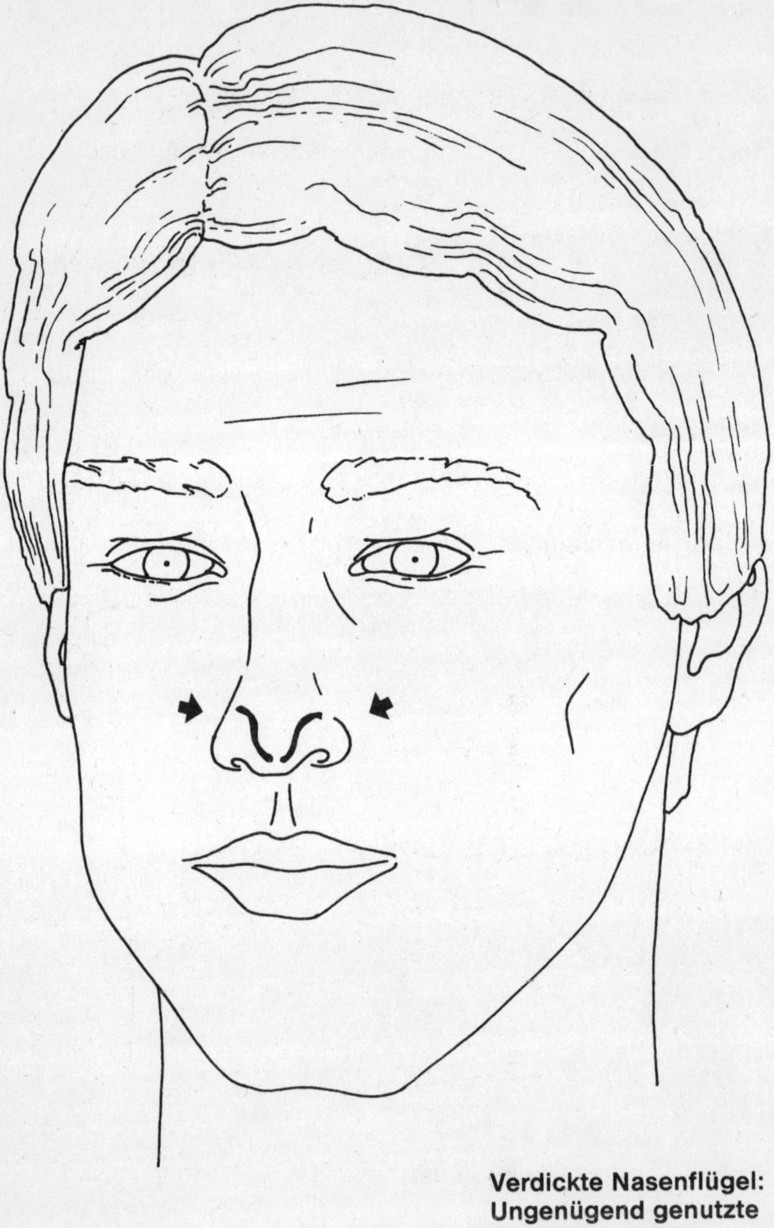

Verdickte Nasenflügel:
Ungenügend genutzte
Lungenkapazität

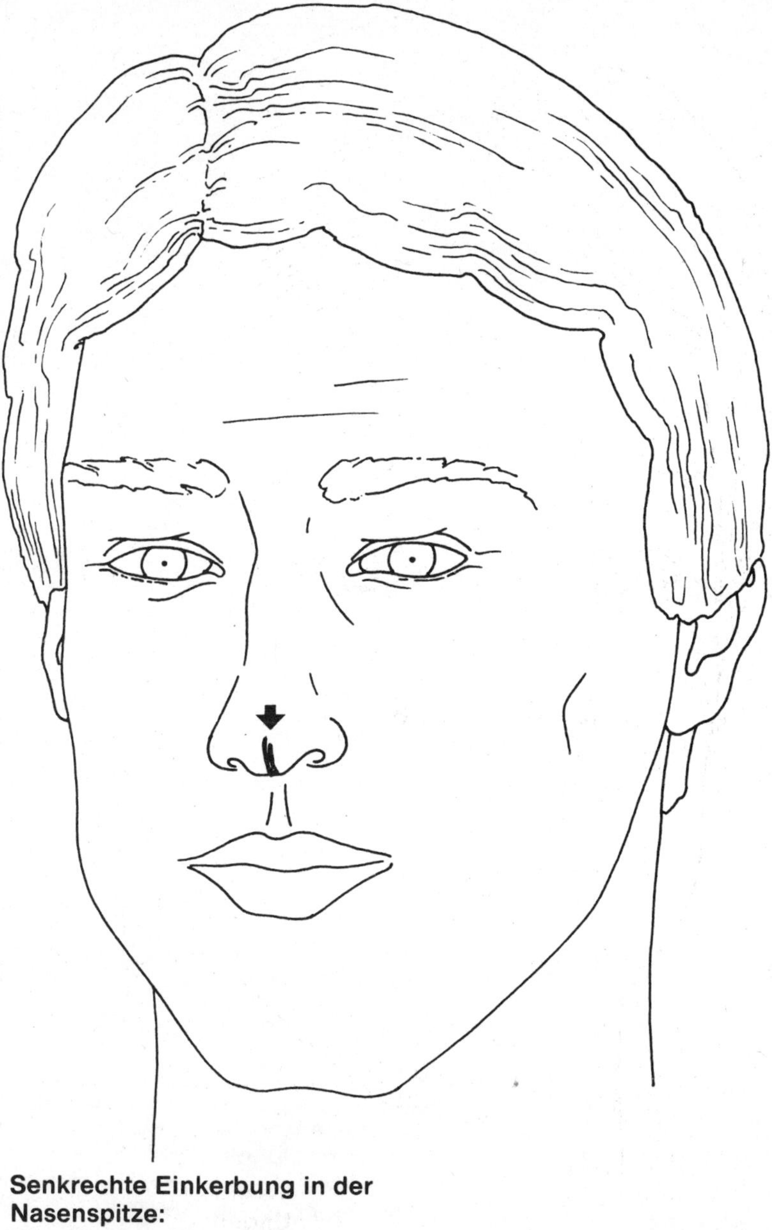

Senkrechte Einkerbung in der Nasenspitze: Chronisches Magenleiden

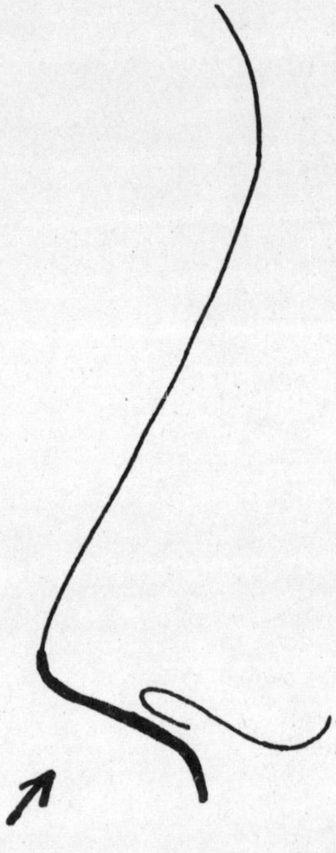

Nasensteg zeigt nach oben:
Undiszipliniert
Hält Behandlungsvorschriften nicht ein, oder vergisst sie.
Kontrolle erforderlich

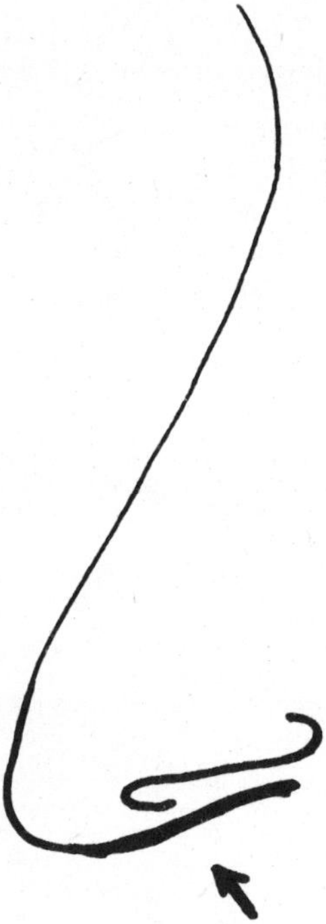

Nasensteg zeigt nach unten:
Hält Behandlungsvorschriften genau ein.
Will aber Beweise für die Richtigkeit.
Überkritisch

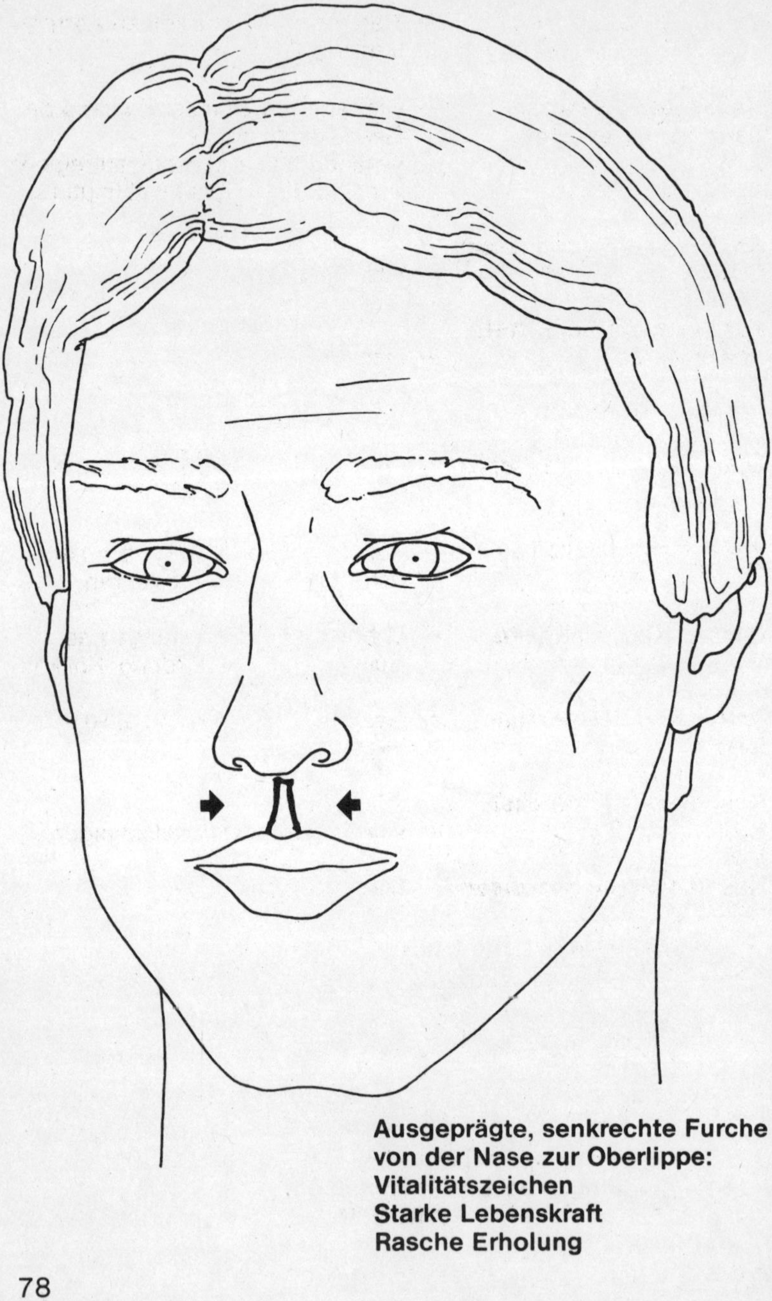

Ausgeprägte, senkrechte Furche von der Nase zur Oberlippe:
Vitalitätszeichen
Starke Lebenskraft
Rasche Erholung

Zu kurze Nase	— Herzfehler, Disposition zu Aortenstenose
Nasensteg und Übergang zur Oberlippe	— Hier spiegelt sich der Zustand der Geschlechtsorgane Veränderung in dieser Hautregion vor Einsetzen der Monatsblutung
Senkrechte Furche Nase-Oberlippe	— Vitalitätszeichen
Furche auf Nasenscheidewand	— Herzstörungen

Die Naso-Labialfalte

Linke Nasolabialfalte	— Dickdarmbiegung links, schmerzhafte Pankreasbeschwerden
Rechte Nasolabialfalte	— Schmerzhafte Belastungen der Gallenwege, Steinbildung, Koliken
Beidseitige Nasolabialfalte	— Gastritis, Ulcusneigung, Zwölffingerdarmbelastung
Nasolabialfalte beidseitig verlängert	— Herz- und Kreislaufbelastungen
Nasolabialfalte gedunsen	— Magensaftschwäche

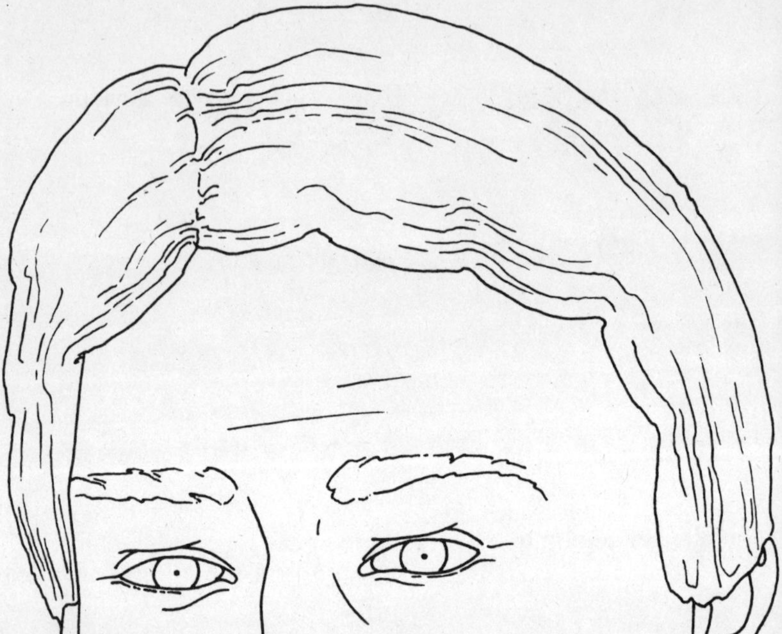

Die Nasolabialfalte
Nasolabialfalte nur links:
Dickdarmbiegung links
Schmerzhafte Pankreasbeschwerden
Nasolabialfalte nur rechts:
Schmerzhafte Belastung der Gallenwege, Steinbildung, Koliken
Nasolabialfalte beidseitig:
Gastritis, Ulcusneigung, Zwölffingerdarmbelastung
Nasolabialfalte gedunsen:
Magensaftschwäche

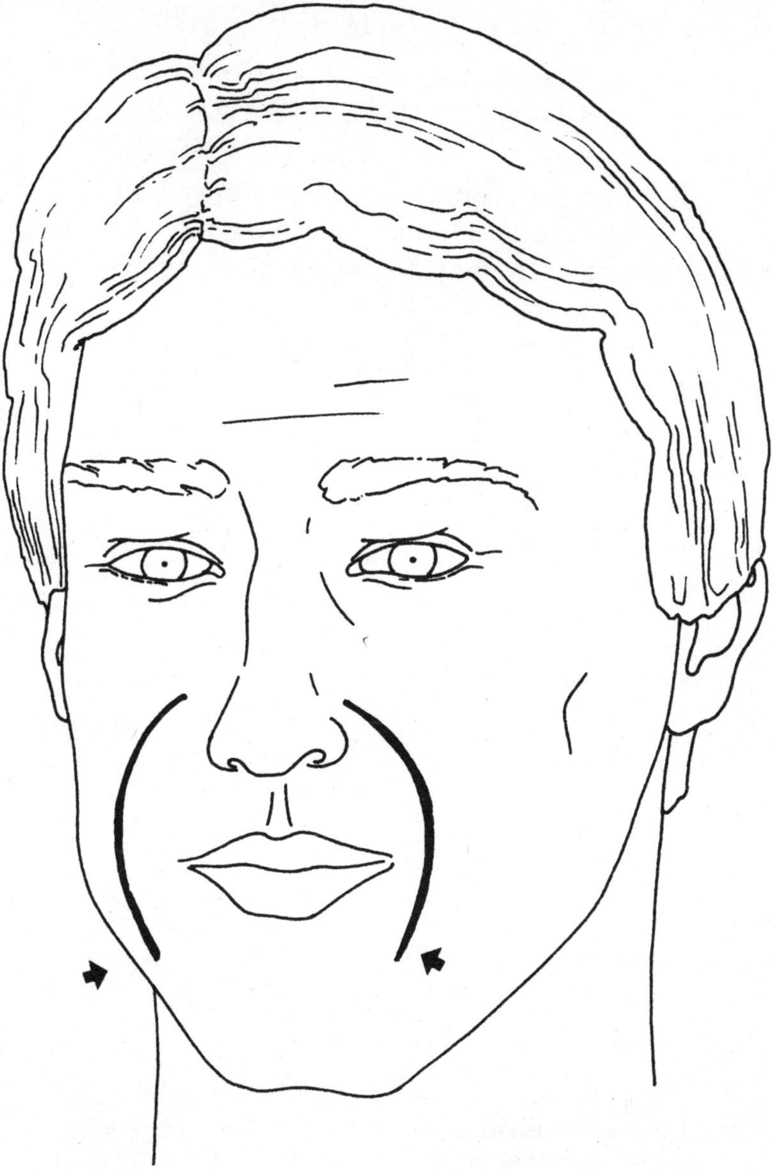

Nasolabialfalte beidseitig verlängert:
Herz- und Kreislaufbelastungen

Was das Ohr verrät

Das Ohr ist ein äusserer Ausdruck der gestaltenden Kräfte des Menschen — seiner Persönlichkeit. Ein **fein gezeichnetes Ohr zeigt die ausgeprägte Persönlichkeit, ein grobes Ohr mit wenigen Durchformungen die ungestaltete Persönlichkeit.** Das grosse Ohr weist auf das grosse Fassungsvermögen hin, das kleine Ohr auf die schnelle Überforderung. **Zwischen Ohren und Nieren steht eine starke Verbindung,** da die Entwicklung beider Organe gleichzeitig stattfindet.

Grosse Ohren mit ausgeprägten Ohrläppchen	—	Gute Erbanlagen und Langlebigkeit, gute Drüsentätigkeit
Blasse Ohren	—	Gestörter Blutkreislauf, Kreislaufschwäche, Disposition zu Anämie
Rote Ohren	—	Nierenstörungen, Eisenmangel
Scharlachrote Ohren	—	Verdauungsstörungen im Darmbereich, Leberbelastungen
Ohrencyanose	—	Herzinsuffizienz, Atemschwäche, Chronische Bronchitis, pulmonaler Hochdruck, Lungen TBC
Ohr glänzt	—	Kalkmangel
Plötzliches Anschwellen und Rötung Ohrumgebung	—	Störung der Ohrspeicheldrüse, Mumpsverdacht
Entzündungen im äusseren Ohrgang, Geschwüre	—	Tuberkulöse Disposition besonders bei Kindern

Bräunlicher Hof	— Darmerkrankungen, Obstipation
Knötchen am Ohrläppchen, wo es angewachsen ist	— Links = Herzbelastungen Rechts = Leber- oder Lungenbelastungen
Senkrechtfältchen vor dem Ohr	— Nachlassen der Potenz und Antriebskraft Zeichen für Fähigkeit, seine Kräfte einzuteilen
Breites, viereckiges Ohr	— Starker Stoffwechsel
Kleines Ohr	— Schnelle Überlastung

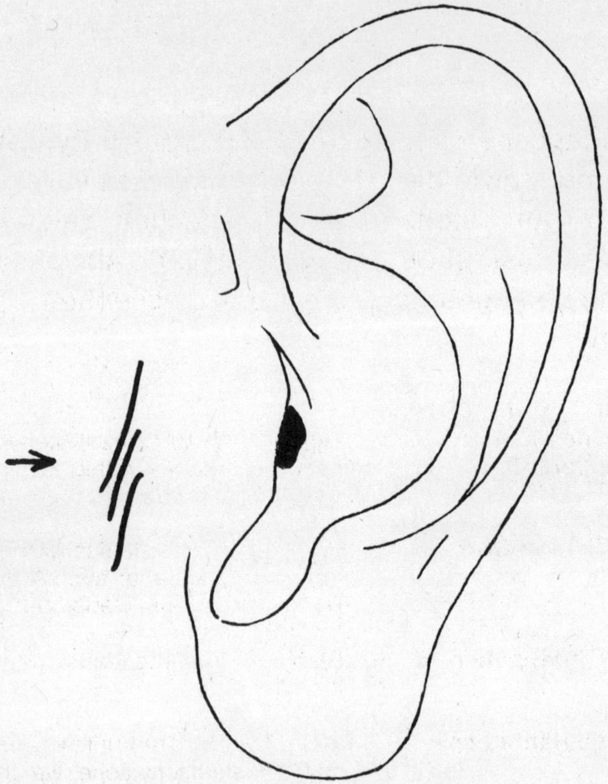

Senkrechtfältchen vor dem Ohr:
Nachlassen der Potenz und Antriebskraft

Was das Ohrläppchen sagt

Am Ohrläppchen sehen wir **die Blut und Lympherneuerung,** sowie die Drüsentätigkeit. Das volle, weiche und gut durchblutete Ohrläppchen zeigt eine gesunde Konstitution an, sowie eine gute Abwehrlage. Dadurch bedingt auch Ruhe und Gelassenheit.

Ohrläppchen harmonisch gerundet	— Gute innere Aufbaukraft des Körpers; viel Energie; Fähigkeit, neue Kraft zu schöpfen
Angewachsene Ohrläppchen	— Angeborene Kreislaufschwäche; Verausgabung, aber auch schnelle Durchführung des Geplanten
Dünnes Ohrläppchen	— Geschwächt, Säfteverlust, Kraftverlust
Blasses Ohrläppchen	— Mangelnde Drüsenfunktion, Blutarmut, Kreislaufschwäche, lymphatische Schwäche
Ausgeprägtes Ohrläppchen	— Gute Blut- und lymphatische Versorgung; widerstandsfähig
Sehr dickes Ohrläppchen	— Disposition zu Adipositas
Fehlendes Ohrläppchen	— Geschwächte Erbanlagen
Diagonalfalte oder Linie in einem oder beiden Ohrläppchen	— Arterienverstopfung möglich

Geschrumpftes Ohrläppchen — Vergiftung des Körpers, ausschweifender Lebenswandel, lebt über seine Kräfte, Disposition zu Herzinfarkt (sicheres Zeichen)

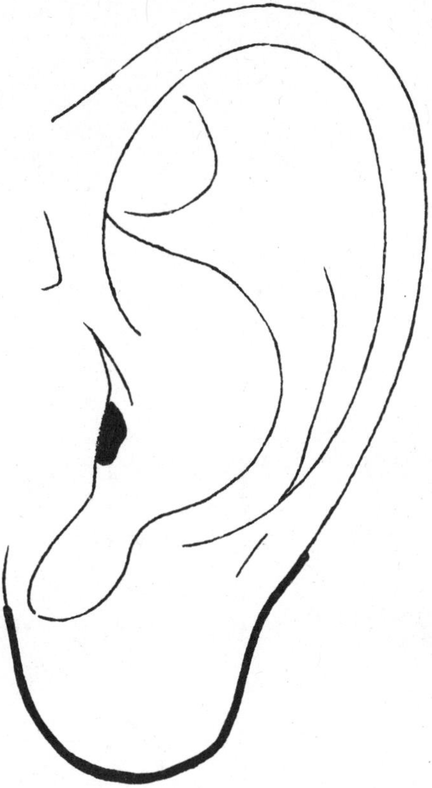

Ohrläppchen harmonisch abgerundet: Gute Drüsentätigkeit und innere Aufbaukraft des Organismus. Rasche Erholung bei Belastung. Gute Erbanlagen, langes Leben

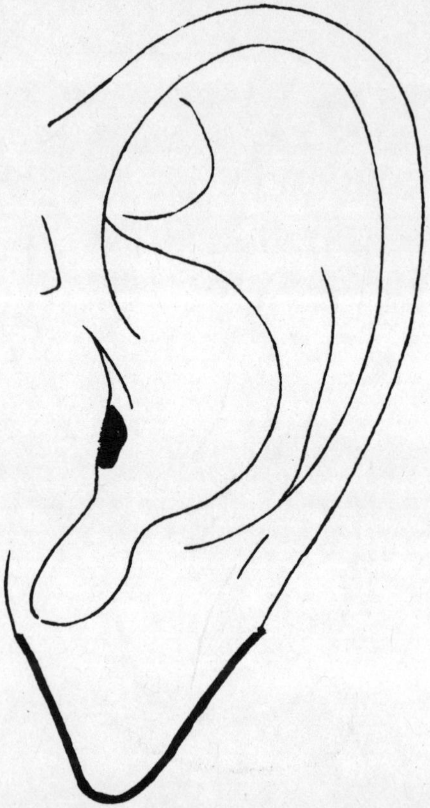

Spitzes, langes Ohrläppchen: Starke sexuelle Veranlagung und Triebhaftigkeit

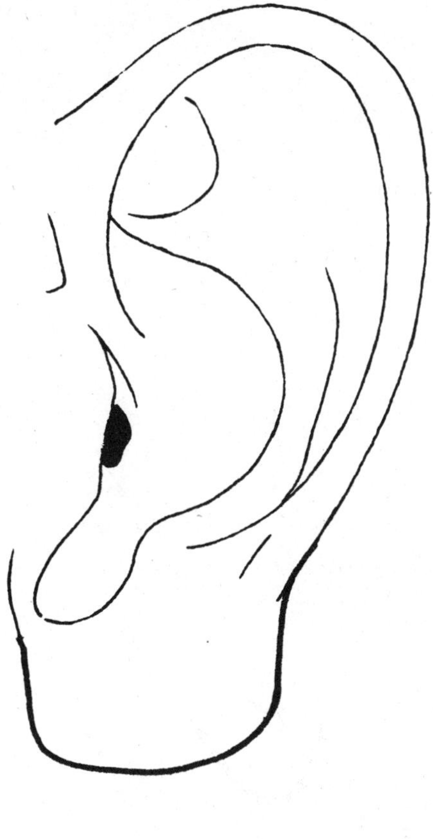

Rechteckiges Ohrläppchen:
Sehr starke Drüsentätigkeit
Starker Wille, eigensinnig
Choleriker, sehr belastbar
Rasche Erholung

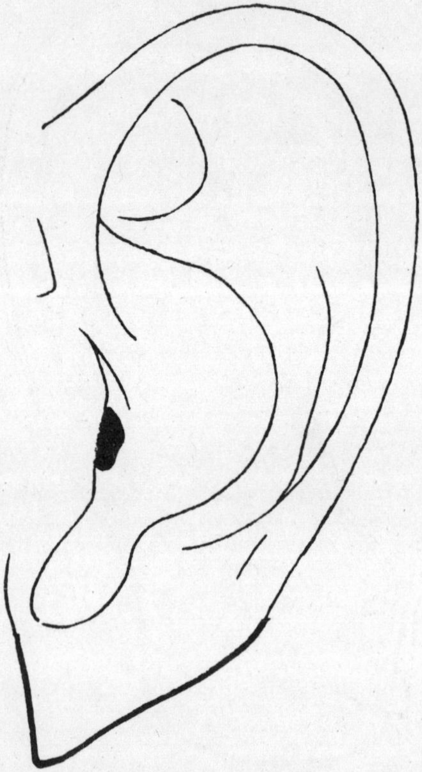

Angewachsenes Ohrläppchen:
Angeborene Kreislaufschwäche
Schnelle Verausgabung der Kräfte

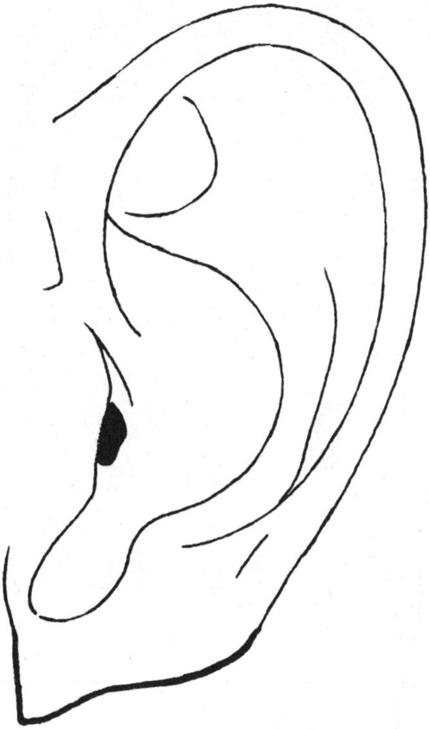

Fehlendes Ohrläppchen:
Geschwächte Erbanlagen

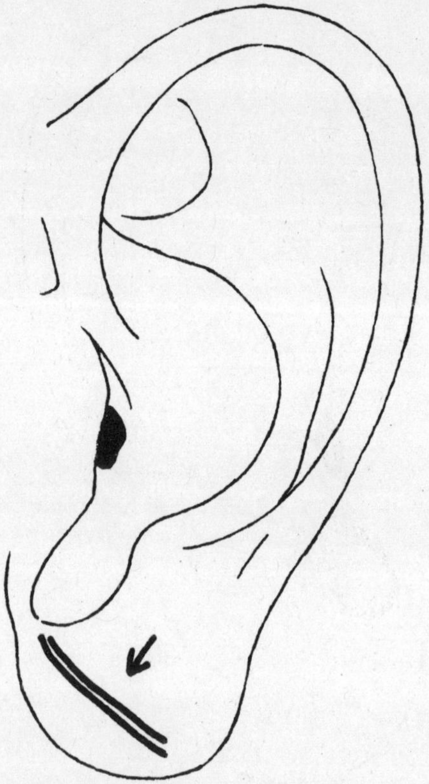

Tiefe Kerbe im Ohrläppchen: Besondere Gefährdung für Herzinfarkt. Hinweis auf Diabetes

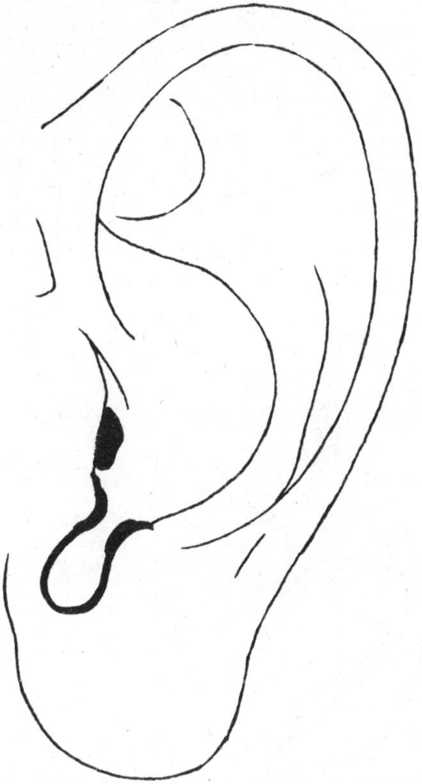

Zu eng beieinanderliegende Knorpel:
Gestörte Drüsenfunktion
Fettsucht infolge Drüsenfehlfunktion möglich

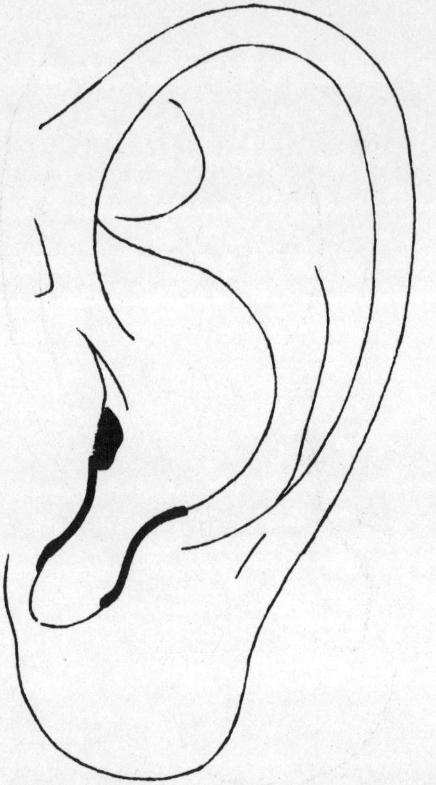

Harmonischer Abstand der beiden Knorpel und gute Linienführung: Gute Lymph- und Drüsenfunktion

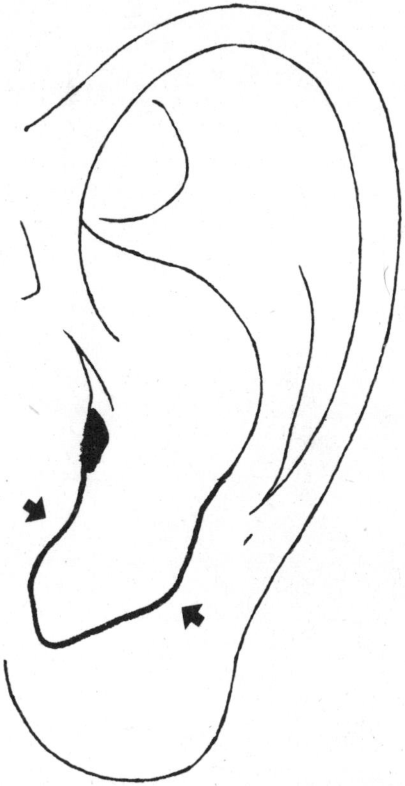

Knorpel zu weit auseinander:
Zu starke Drüsentätigkeit
Zu schneller Stoffwechsel
(Schilddrüse)
Neigung zu Magerkeit

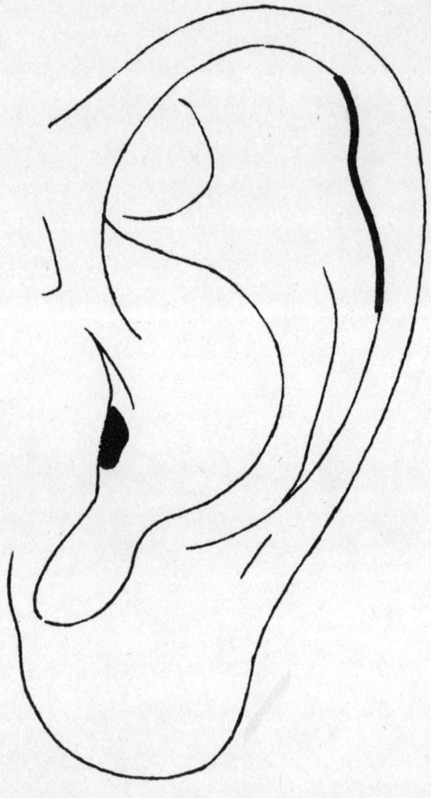

Verdickung des Ohrrandes an dieser Stelle:
Neigung zu Fettleibigkeit und entzündlichen Prozessen
Neigung zu Erkältungskrankheiten, verzögerte Reaktionen

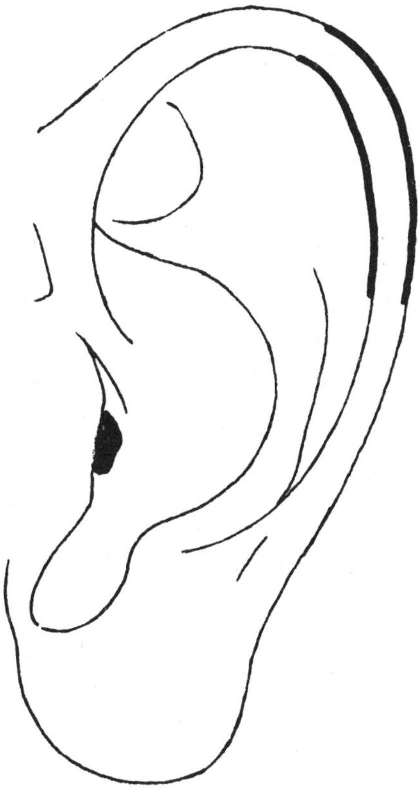

Ohrrand gut gerundet und nach innen etwas offen:
Gute Knochenbildung und gute Zähne
Gute körperliche Aufbaukräfte

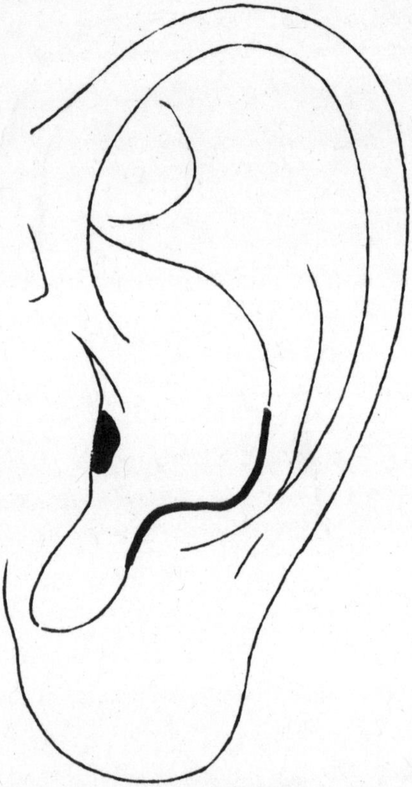

Zu kurzer Bogen mit Abknickung:
Gemütshemmungen
Retardierte Entwicklung
Neigung zu Herzschäden
Gefühlskälte

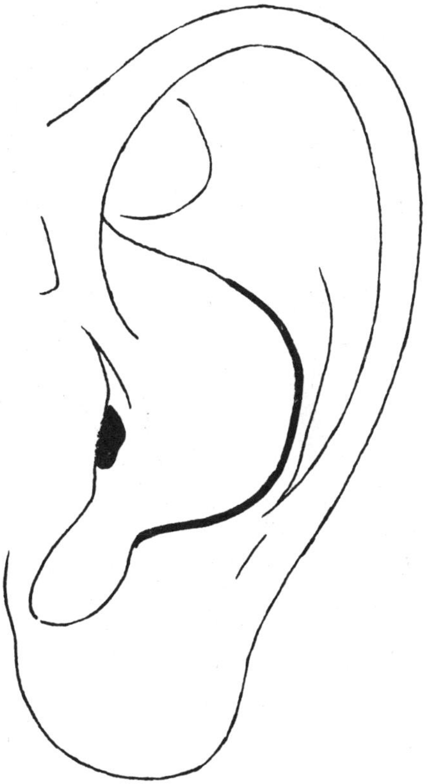

Bogen übertrieben nach hinten und unten:
Neigung zu krankhaften Depressionen
Stoffwechselerkrankungen
Neigung zu Verstopfung

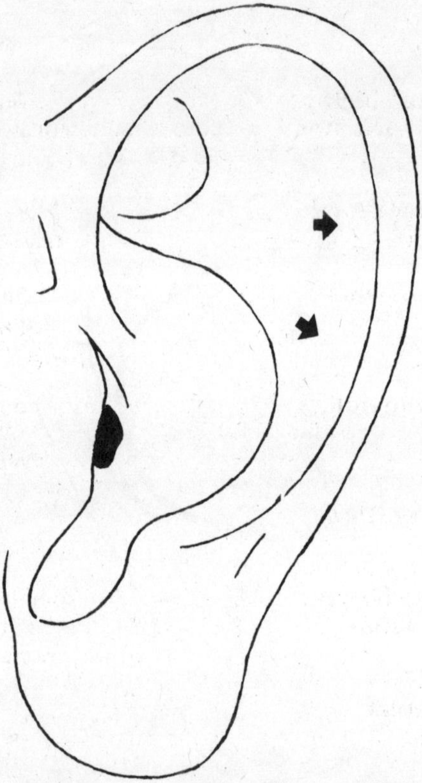

Fehlende Furche durch Abflachung der Wölbung (siehe Pfeile):
Lebensschwäche
Rhythmusstörungen
Neigung zu Lungenkrankheiten

Was der Ohrrand sagt

Oberer äusserer Ohrrand gut gerundet, nach innen etwas offen	— Gute körperliche Aufbaukräfte, gute Knochen und Zähne, gute Reaktionen
Oberer äusserer Ohrrand breit und weich	— Neigung zum Dickwerden, langsame Reaktionen
Oberer äusserer Ohrrand verdickt	— Disposition zu Fettleibigkeit, Neigung zu Erkältungen und Entzündungen, langsame Reaktionen
Verhärteter, aufgerollter Ohrrand	— Disposition zu Rheuma und Gicht, Verhärtungen der Wirbelsäule, Neigung zu Verkalkung
Oberer äusserer Ohrrand Knötchen	— Gichtablagerungen
Oberer Ohrrand eingerollt und anliegend	— Kalkmangel, Tetanieneigung, Nieren- und Nebennierenbelastung, Schilddrüsenbelastung
Stark abgeflachter oberer Ohrrand	— Neigung zu Depressionen
Äusserer Ohrrand gut ausgebildet	— Gute Wirbelsäule

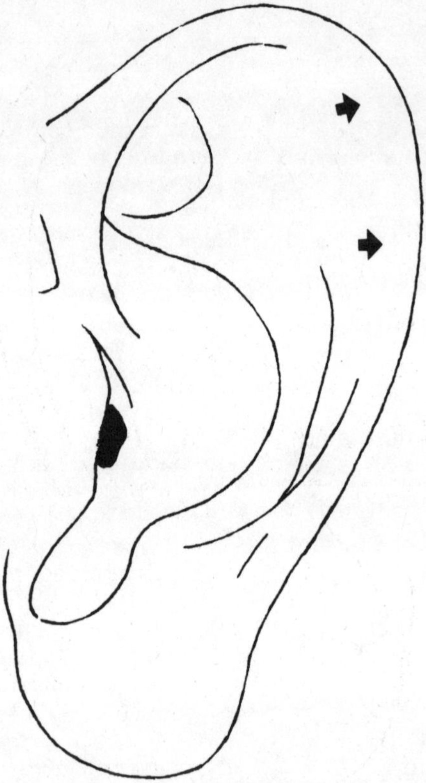

Ohrrand an dieser Stelle aufgerollt
(siehe Pfeil):
Neigung zu Gelenksteife, Verhärtung
Fehlende Wirbelsäulenelastizität
Neigung zu Gefässverkalkung
Neigung zu rheumatischen Erkrankungen

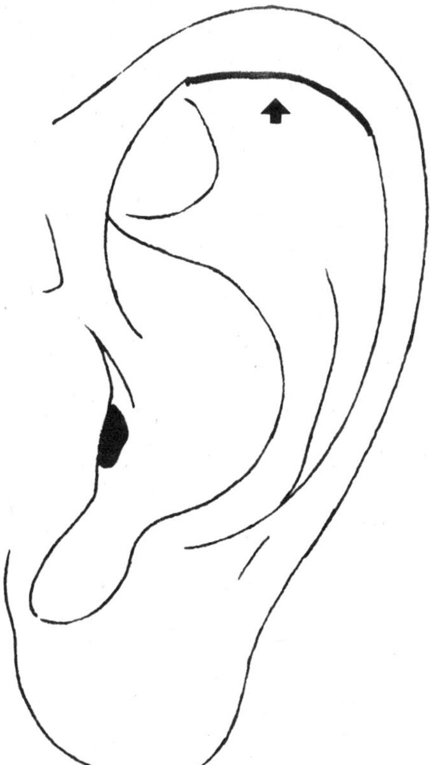

Verstärkter und plattgedrückter Ohrrand:
Neigung zu Depressionen
Disposition für latente Tetanien

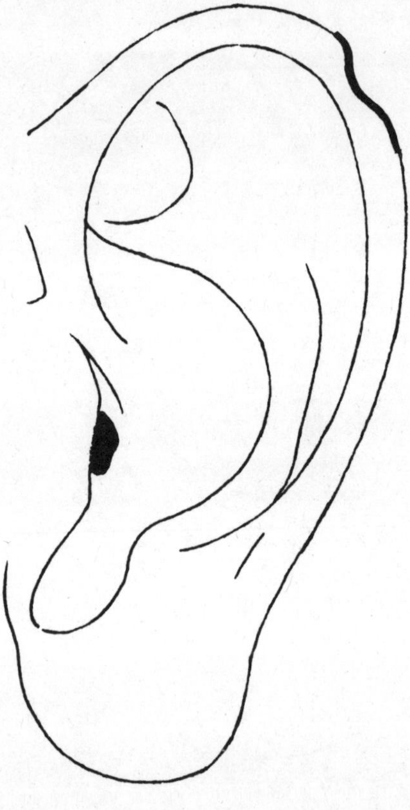

Einbuchtung oder Fehlen des Ohrrandes:
Disposition für Lungenerkrankungen
Bronchien, Asthma

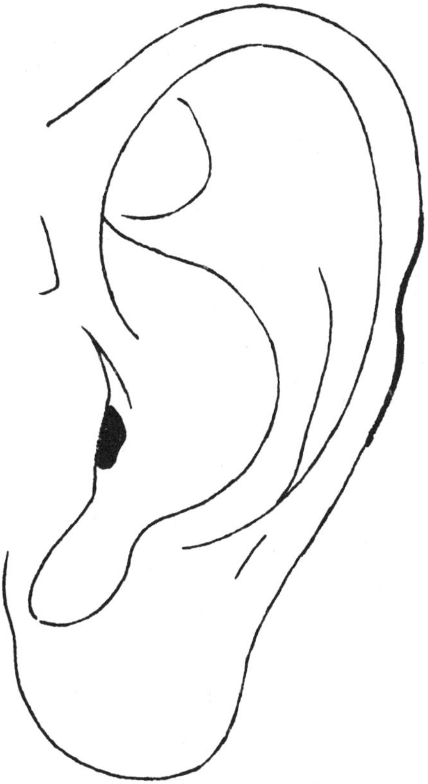

Eingedellter Ohrrand:
Schwächung aller Organe in der Gürtellinie
Hinweis auf Hohlkreuz

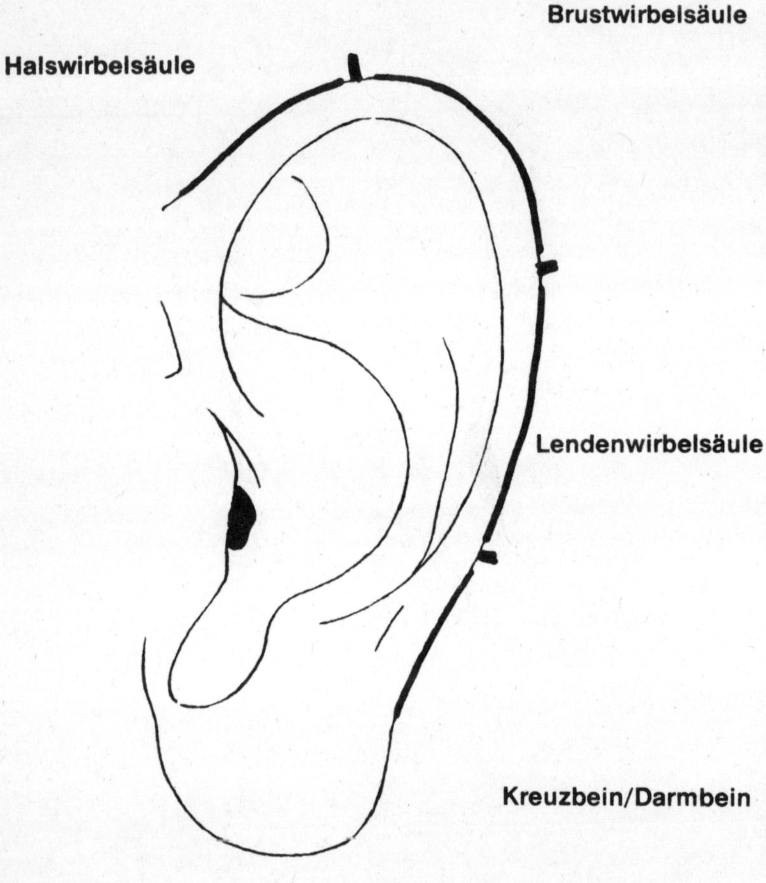

Schwacher Ohrrand bedeutet eine Schwächung des jeweiligen Teils der Wirbelsäule:

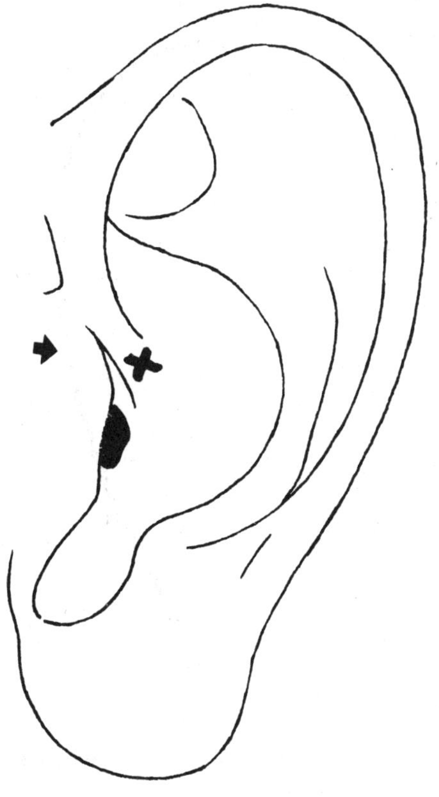

Veränderungen an dieser Stelle: Magenbelastungen

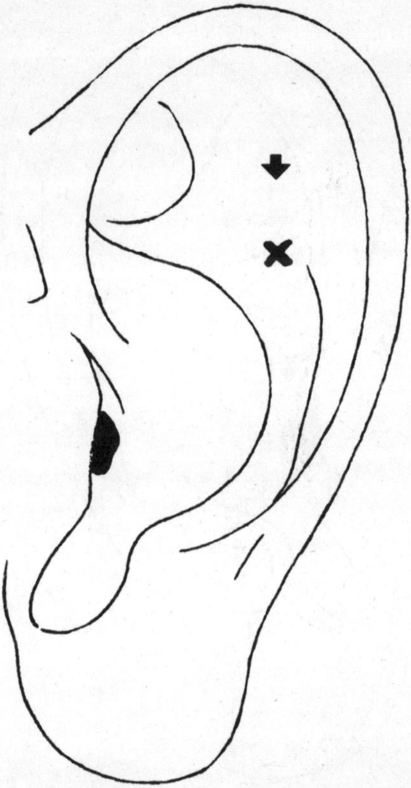

Veränderungen an dieser Stelle:
(Linkes Ohr)
Herzbelastungen

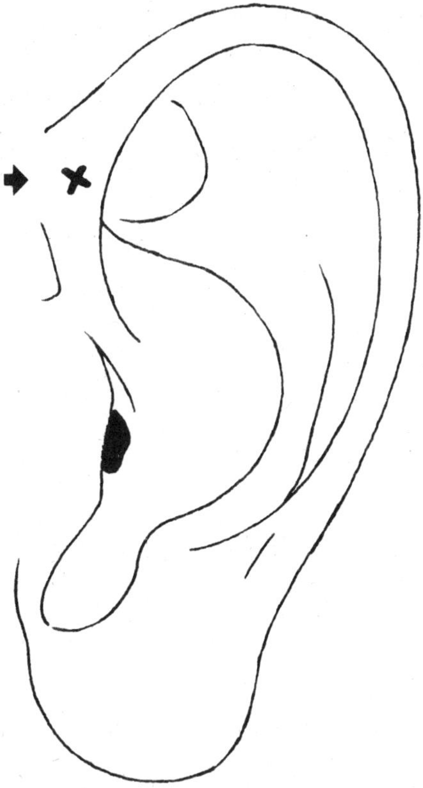

Knötchen an dieser Stelle: Lungenbelastung

Was die Schläfen sagen

Die Schläfen zeigen an, wieviel Substanz dem Organismus derzeit zur Verfügung steht.

Volle, plastische Schläfenpartie	— Gute Erholungsfähigkeit, geringes Schlafbedürfnis
Eingefallene Schläfenpartie	— Erschöpfungszustände, grosses Schlafbedürfnis, Substanzverlust, Eiweisseinschmelzung, konsumierende Erkrankung
Gewebeschwund der Schläfenpartie	— Magenkarzinom
Gewebeschwund der Schläfenpartie, in Verbindung mit eingefallenen Wangen	— Chronische Gastritis, Magenkarzinom, aggressive Hepatitis, Morbus Addison, Ulcus senilis, Kachexia Arteriosklerotica
Stark vorstehende, geschlängelte Schläfenarterie und rotes Gesicht	— Arteriitis temporalis, essentieller Hochdruck, Nierenbelastung
Mit blassem Gesicht	— Renaler Hochdruck, Arteriosklerose, Cerebralsklerose
Mit Cyanose	— Obere Hohlvenenstauung
Geheimratsecken	— Keimdrüseninsuffizienz
Längsfalten am Schläfenbein vor dem Ohr	— Nahrungs- und Flüssigkeitsmangel, Resorptionsschwäche, Mangelzustand, anhaltende Belastungen des Verdauungstraktes

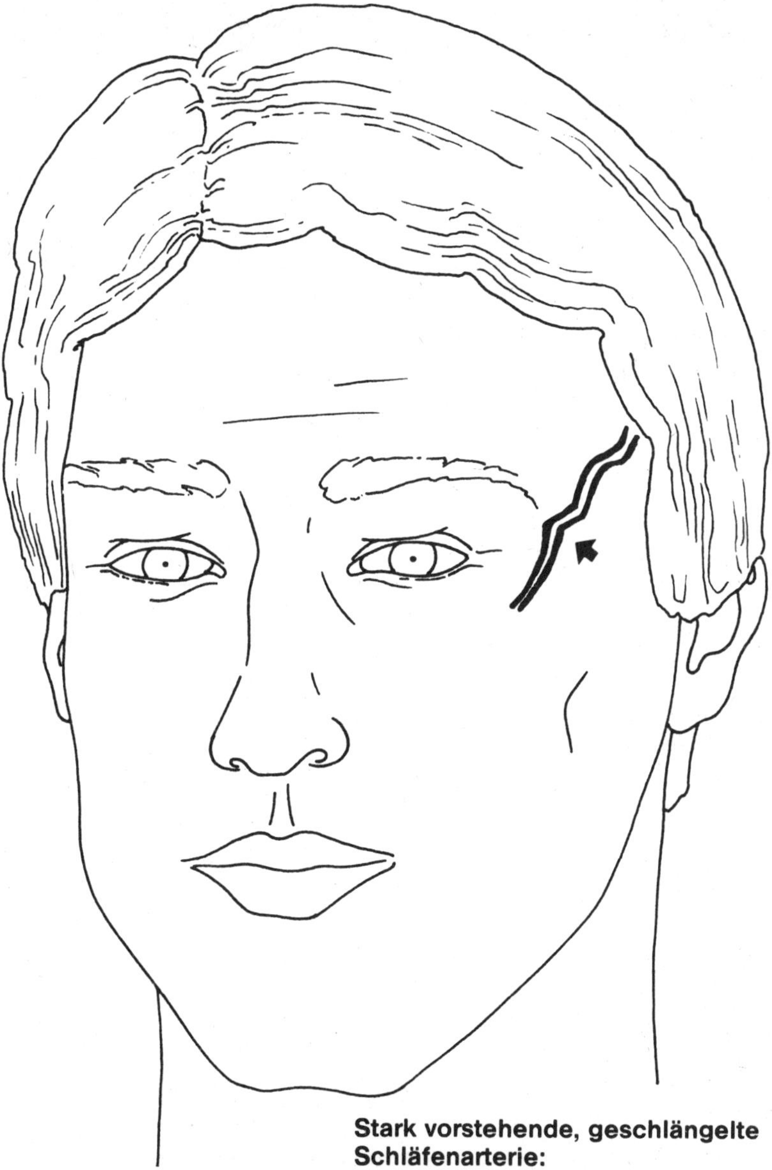

Stark vorstehende, geschlängelte Schläfenarterie:
Essentieller Hochdruck
Nierenbelastung
Arteriitis temporalis

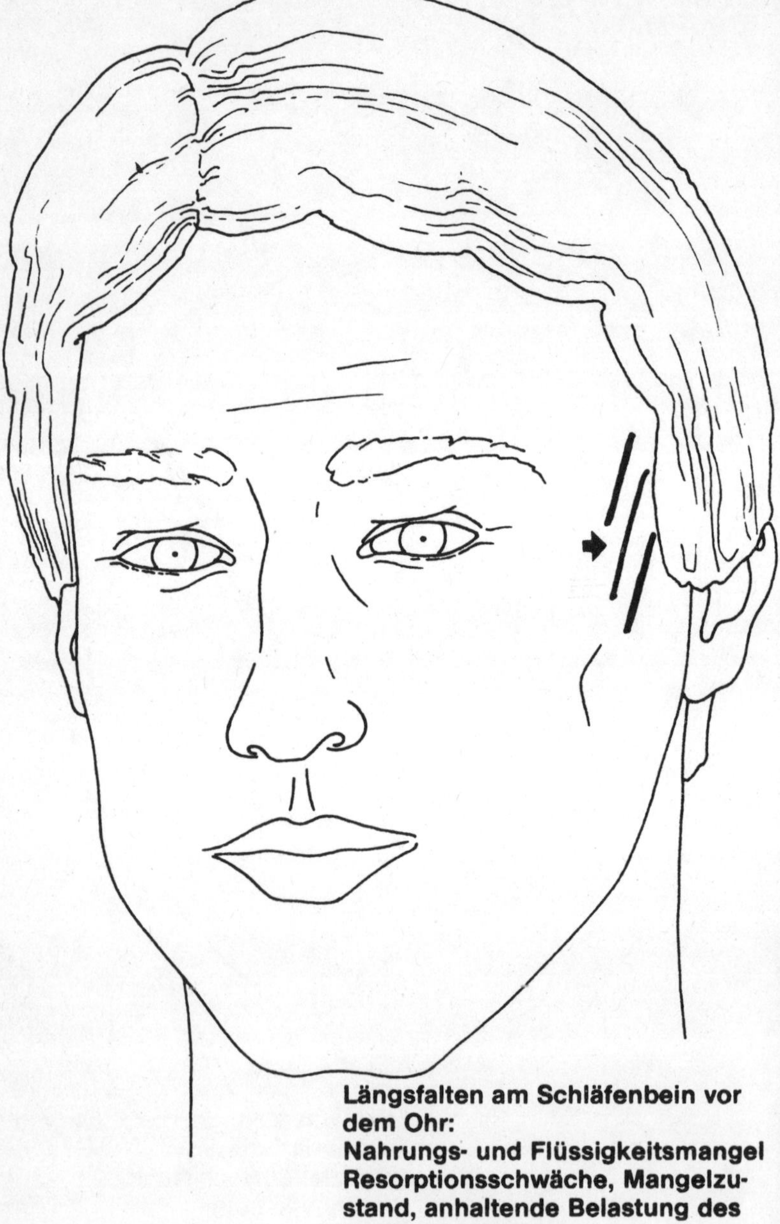

Längsfalten am Schläfenbein vor dem Ohr:
Nahrungs- und Flüssigkeitsmangel Resorptionsschwäche, Mangelzustand, anhaltende Belastung des Verdauungstraktes

Selbst die Schrift verändert sich bei Krankheit

Deutlich kürzer gewordene Oberlängen	— Gedrückte Stimmungslage, Depression, starke Enttäuschung
Schwankungen in der Schriftrichtung	— Störungen der Verdauungsorgane
Absteigende Schreibrichtung	— Magenleiden
Aufsteigende Schreibrichtung	— Leberbelastung
Schrift an falschen Stellen sehr breit	— Kreislaufbelastung
Die Unterlängen der Buchstaben f und p zeigen nach links	— Nieren- und Blasenbelastung
Verkrampfte Buchstaben oder in der Form verschlungen	— Nervöse Störungen
Kometenschweif am Ende	— Fixe Ideen
Enge Schrift	— Wenig Lebensenergie
Weite Schrift	— Verschwendung von Lebensenergie
Kleine Buchstaben besonders hoch	— Überspannung

Zentrierter i-Punkt — Konzentration der Lebenskraft, schnelle Überwindung von Belastungen

Alle diese Zeichen sollten nur gewertet werden, wenn die Veränderung plötzlich eintritt und im Vergleich zur vorherigen Schrift deutlich in Erscheinung tritt.

Was Veränderungen im Schulterbereich sagen können

Linke Schulter höher	— Neigung zu Rheuma und Neuralgien
Schmerzen im Schulterblattwinkel rechte Seite	— Gallenerkrankung
Schmerzen im Schulterblattwinkel linke Seite	— Hinweis auf Magengeschwür
Beide Schultern hochgezogen	— Fehlatmung
Fallende Schultern	— Hängenlassen, ungenügende Beachtung von Krankheitszeichen und mangelnde Befolgung von Behandlungsvorschlägen
Beide Schultern nach vorn gezogen	— Ungenügende Entfaltung der Lungenflügel
Beide Schultern nach hinten gezogen	— Asthma, Fehlatmung, Verkrampfung

Was die Stirn zeigt

Dicke Stirnhaut mit starken Falten	— Geschwächte Nieren, zuviel Wasser im Gewebe
Einseitig gefältelte Stirn	— Kopfschmerzen auf dieser Seite
Senkrechte und Querfalten auf der Stirn	— Zuviel tierische Produkte, geschwächte Leber, Überernährung
Braune Flecken am Haaransatz	— Leberbelastung, bei Frauen auch Schwangerschaftsflecken
Stirnglatze generell	— Zuviel Zucker, sexuelle Probleme
Bei Frauen	— Schwächung der Keimdrüsen, nach Entfernung der Eierstöcke, schmerzhafte Regelblutung, frühes Klimakterium
Bei Männern	— Keimdrüsenunterfunktion, bei Jüngeren Impotenz möglich, zu geringe Spermienzahl
Kahle Stelle am Hinterkopf	— Zuviel tierische Produkte

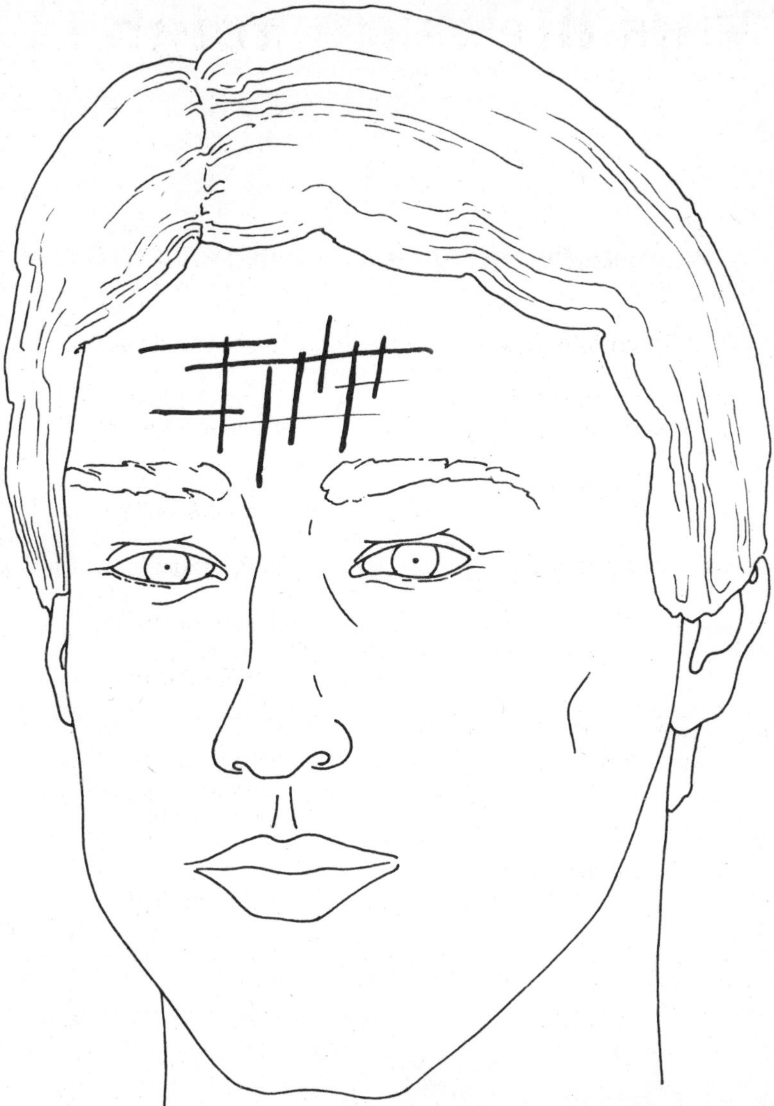

Senkrechte und Querfalten auf der Stirn:
Zuviel tierische Produkte
Geschwächte Leber
Überernährung

Was die Wangen sagen

An den Wangen erkennt man den jeweiligen Darmzustand. Sind die Wangen schlecht durchblutet und wirken fahl, so liegt eine Belastung des Dünndarms vor. **An der unteren Wangenpartie kann die Verdauungsleistung abgelesen werden.** Sie ist in Ordnung, wenn diese untere Wangenpartie plastisch und gut durchblutet ist.

Eingefallene Wangen beidseitig und trocken gelbliche Haut	— Magenkarzinom, Pankreaskarzinom, Mastdarmkarzinom
Eingefallene Wangen beidseitig mit Cyanose	— Lungentumor, Lungentuberkulose, chronische, eitrige Bronchitis
Eingefallene Wangen beidseitig mit Nasolabialfalte	— Chronische Magenulkus
Eingefallene Wangen beidseitig mit ödematösem Augenhof	— Chronische Niereninsuffizienz
Eingefallene Wangen beidseitig und Subikterus	— Chronische Hepatitis, chronische Zirrhose, Magen- und Leberkarzinose
Plastisch eingefallene Wange rechts	— Hinweis auf schwere Lebererkrankung
Plastisch eingefallene Wange links	— Hinweis auf Herzerkrankung

Aufgedunsene oder schlaffe Wangen	— Hinweis auf zu starke Protein- oder Fettzufuhr
Isolierte Wangenblässe	— Hypotonie, Neurasthenie
Wangencyanose	— Herzinsuffizienz, Asthma bronchiale, Emphysembronchitis
Auffällige Wangenröte	— Hypertonie, vegetative Störung, schwache Lunge, Apoplexie
Bräunlich schmutzige Pigmente	— Hinweis auf Myom, chronisch rezidivierende Endometritis
Steile, vertikale Falte Jochbein bis Kinn	— Magensenkungshinweis, Belastung der Bauchspeicheldrüse, Erkrankung der Knie-, Fuss- oder Hüftgelenke

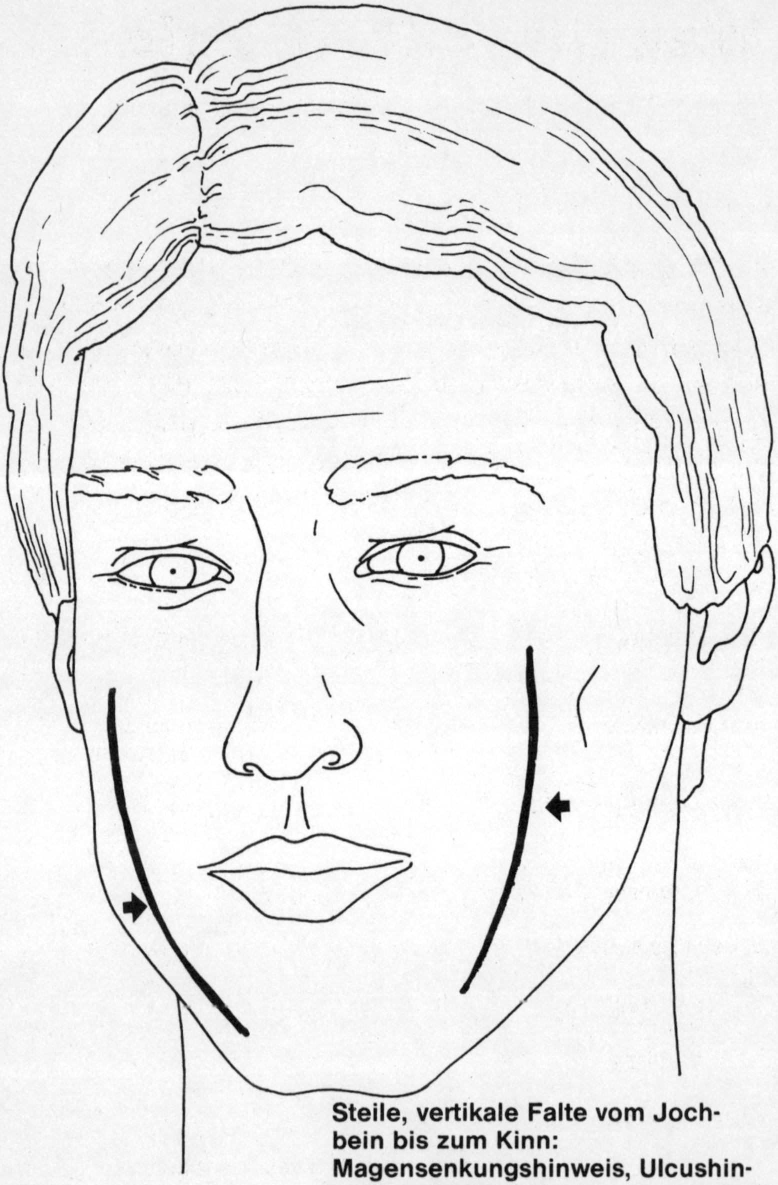

Steile, vertikale Falte vom Jochbein bis zum Kinn: Magensenkungshinweis, Ulcushinweis, Belastung der Bauchspeicheldrüse, Erkrankung der Knie-, Fuss-, oder Hüftgelenke

Was die Zähne zeigen

Nicht die schönen weissen Zähne sind gesund, sondern die leicht elfenbein schimmernden, die man jedoch nicht mit gelben Zähnen verwechseln sollte. Je schöner die Zähne geformt sind und je gleichmässiger sie in der Farbe leicht elfenbein schimmern, desto gesünder ist der Mensch. Der Verfall der Zähne setzt schon früher ein, als der des übrigen Organismus und gibt erste Hinweise.

Gelbe Zähne	— Ernste Störungen im Bereich der Galle, starker Raucher
Braune Zähne	— Ernster Schwächezustand, schwere gesundheitliche Belastungen
Perlmuttfarbene Zähne	— Disposition für Tuberkulose, Anämie
Schneeweisse Zähne	— Demineralisierung
Grosse Zwischenräume	— Allgemeine Körperschwäche
Starke Eckzähne	— Genusssucht
Tonnenzähne	— Lueshinweis
Zähneknirschen	— Hochgradige Nervosität, Stress, kann nicht so wie er will, bei Kindern Hinweis auf Würmer
Zahnschmerz bei Berührung	— Zahnwurzelentzündung (Pulpitis)

Zahnschmerz bei starkem Druck, kalt und sehr heiss	— Zahnwurzelentzündung (Pulpitis)
Zahnschmerz bei Druck und Klopfen und heiss, nicht aber bei Kälte	— Granulom
Kälte-, süss- und sauerempfindlich	— Freiliegende Zahnhälse
Zahnschmerzen, die bei Druck aufhören	— Nervöser Ursprung

Die Zunge kann viel erzählen

Schon bei den alten chinesischen, arabischen und griechischen Ärzten wurden die Veränderungen der Zungenoberfläche diagnostisch gewertet. Doch viel von dem alten Wissen ist wieder verlorengegangen. **Dabei kann als gesichert gelten, dass die Funktionsstörungen verschiedener Organe, besonders des Magens, der Leber, Milz und des Darms als Oberflächenveränderung auf der Zunge sichtbar werden,** oft lange bevor sie sich als Symptom störend bemerkbar machen.

Die Zunge ist das Schaufenster des Körpers und so kann man an der Zunge erkennen, ob ein Mensch wirklich gesund ist. Auch wenn längst keine Symptome der Erkrankung mehr vorhanden sind, zeigt die Zunge noch immer Hinweise darauf, dass die Ursache noch keineswegs beseitigt und die Heilung nicht abgeschlossen ist.

Eine medizinische Untersuchung sollte daher immer damit beginnen, dass der Patient seine Zunge zeigt. Ein grauweiss pelziger Belag sollte Anlass genug sein, seinem Magen eine Schonzeit zu gönnen. Sobald man sich mit den Hinweisen der Zunge vertraut gemacht hat, ist man erstaunt über die Schnelligkeit und Sicherheit dieser diagnostischen Möglichkeit, mit deren Hilfe man sich einen zuverlässigen Überblick über den Gesamtzustand der Verdauungsorgane und die daraus entstehenden Krankheiten verschaffen kann.

Die Zungenoberfläche kann auch eine Veränderrung des Herzens anzeigen, aber es kann genausogut geschehen, dass ein jahrelanges Herzleiden verschwindet, sobald die auf der Zunge angezeigten Störungen der Leber beseitigt sind. Hier kann eine Fastenkur Wunder wirken.

Wenden wir uns nun den einzelnen Zeichen zu:

Eine reine Zunge ohne Belag	— Verdauungsorgane sind gesund
Weisslich belegte Zunge, vorderes Drittel	— Magenkatarrh (akut mit Zungenschwellung und Zahneindrücken)
Weisslich belegte Zunge, mittleres Drittel	— Gastritis, Magenulkus, Zwölffingerdarmgeschwür
Weisslich belegte Zunge, hinteres Drittel	— Entzündliche Darmprozesse, Dickdarmentzündung, Colitis ulcerosa
Weisslich belegte Zunge allgemein	— Stomatitis
Zunge in der Mitte belegt, Ränder und Spitze hellrot	— Störung der Säureverhältnisse
Weisse, trockene Zunge, an der Spitze feucht	— Rheumatische Diathese
Gelb belegte Zunge	— Latente oder manifeste Hepatopathie, Gallenstörung, Hämorrhoiden
Bräunlich belegte Zunge	— Darmerkrankung
Schwärzlich belegte Zunge	— Tumorkachexie, Soor
Zunge im ganzen belegt und rissig, mit rotem Fleck an der Spitze	— Störung der Darmmuskulatur, meist mit Verstopfung; Darmkoliken
Glatte, rote Zunge	— Eisenmangelanämie, Tuberkulose
Trockene Zunge mit rotem Streifen in der Mitte	— Schwere Darmentzündungen mit Durchfall und Blähungen
Wundrote Zunge	— Magen- und Darmkatarrh
Rote, glatte und glänzende Zunge	— Leberzirrhose, Schleimhaut im Verdauungstrakt, atrophiert

Rissige Zunge	— Wundsein der Magenwand
Schaumstreifen beidseitig	— Rheumatismus
Rechtsseitige Rötung und Schwellung	— Entzündliche Leber-, Gallenstörung
Allgemeine Schwellung	— Vitamin B Mangel, Nervenentzündung, Erschöpfung
Bläschen am Zungenrand	— Magenkatarrh
Erdbeerzunge mit weissen und roten Flecken	— Scharlach
Trockene Zunge	— Fieber, Austrocknung
Zittern der Zunge	— Gehirnerkrankung, Nervosität
Geschwüre auf der Zunge, wenn flach	— TBC
Wie ausgestanzt	— Lues
Landkartenzunge rechts	— Leber-, Gallenstörung
Links	— Störung der Milz
Wechselnde Verfärbung	— Aorteninsuffizienz
Zunge dunkelblau und trocken	— Bauch-Typhus
Schwarze Zunge	— Cholera, Kollaps
Bläulicher Belag	— Ruhr, Typhus
Zungenbrennen	— Eisenmangelanämie
Zungenmitte braun, Ränder feucht und rot	— Dickdarmentzündung
Trockene Zunge mit vielen Einrissen	— Verdacht auf Diabetes

Trockenheitsgefühl, Zunge ist aber feucht	— Anämie, Mangeldurchblutung im Magen-Darmbereich
Trockene Zunge, weiss-schleimig mit Bläschen und Petechien	— Starke Gastritis mit Dystonie des Vagus und Enteritis
Trockene Zunge, Basis wie Lehm belegt	— Geschwürige Prozesse im Darm
Schwarze Haare auf der Zunge	— Penicillinallergie, Pilzerkrankung
Zungenunterseite bläulich	— Sauerstoffmangel, Herz oder Lungen sind gefährdet
Zungenunterseite blass	— Zuwenig rote Blutkörperchen
Zungenunterseite gelblich	— Leberstörung

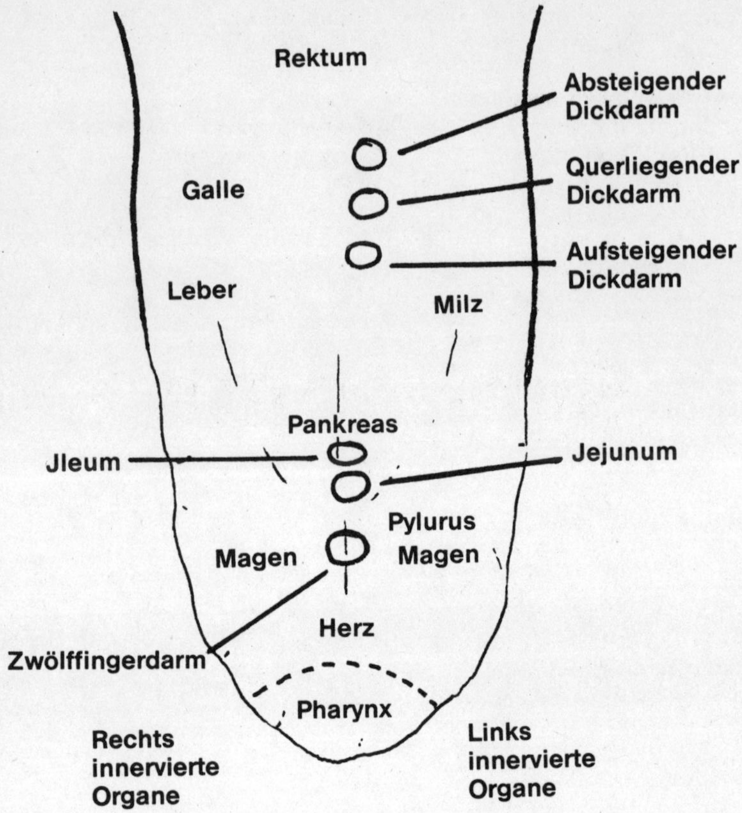
Rektum
Absteigender Dickdarm
Galle
Querliegender Dickdarm
Aufsteigender Dickdarm
Leber
Milz
Pankreas
Jleum
Jejunum
Pylurus
Magen
Magen
Herz
Zwölffingerdarm
Pharynx
Rechts innervierte Organe
Links innervierte Organe

Die Symptome von A — Z

Symptome in Alphabetischer Reihenfolge		Äusserlich zu erkennen an:

A

Adipositas	Disposition zu Adipositas	Sehr dickes Ohrläppchen
Adynamie		Seitlich aussen hängendes Augenlid unten
Adynamie		Enge Lidspalte
Alkoholismus		Nasenrötung
Alkoholmiss-brauch		Rote Haut
Anämie		Unterlid braun
Anämie		Augen perlmuttfarben
Anämie		Blässe des Gesichtes
Anämie		Totes Haar
Anämie		Herabgesunkenes Lid, halbierter Lidspalt
Anämie		Perlmuttfarbene Zähne
Anämie		Trockenheitsgefühl, Zunge ist aber feucht
Anämie	Disposition zu Anämie	Blasse Ohren
Angst		Frühes Ergrauen

Antriebskraft	Nachlassen der Antriebskraft	Senkrechtfalten vor dem Ohr
Aortenstenose	Disposition zu Aortenstenose	Zu kurze Nase
Aorten-insuffizienz		Wechselnde Verfärbung der Zunge
Aortenvitium		Pulsierende Halsarterie in Ruhe
Apoplexie		Zusammengewachsene Augenbrauen
Apoplexie		Auffällige Wangenröte
Apoplexie	Disposition zu Apoplexie	Rote Haut
Arterienver-kalkung	Arterienverkalkung möglich	Diagonalfalte oder Linie in einem oder beiden Ohr-läppchen
Arteriitis temporalis		Stark vorstehende ge-schlängelte Schläfenarterie und rotes Gesicht
Arteriosklerose		Blasses Gesicht
Arterio-sklerotica		Gewebeschwund der Schlä-fenpartie in Verbindung mit eingefallenen Wangen
Asthma		Nasencyanose
Asthma		Beide Schultern nach hinten gezogen
Asthma bronchitis		Gefässerweiterung nasal und perinasal
Asthma bronchiale		Wangencyanose

Asthma	Chronisches Asthma	Kombinierte Lippen-, Wangen- und Stirncyanose
Atem-insuffizienz		Kombinierte Lippen-, Wangen- und Stirncyanose
Atemorgane	Überanstrengung der Atemorgane	Stark geblähte Nasen-flügel
Atemschwäche		Ohrencyanose
Aufbaukräfte	Gute körperliche Aufbaukräfte	Oberer äusserer Ohrrand gut gerundet, nach innen etwas offen
Aufbaukraft	Gute innere Auf-baukräfte des Körpers	Ohrläppchen harmonisch gerundet
Austrocknung		Trockene Zunge

B

Bandscheiben-schäden		Unruhiges Stehen
Bauchspeichel-drüse	Belastung der Bauchspeichel-drüse	Steile, vertikale Falte Jochbein bis Kinn
Bauchspeichel-drüsener-krankung		Gesichtshaut zerknillert
Befinden	Verschlechterung im Befinden	Abnahme des Glanzes der Haare
Behandlungs-vorschläge	Mangelnde Befol-gung von Behand-lungsvorschlägen	Fallende Schultern
Belastbarkeit	Hohe Belastbarkeit	Breite Jochbeine

Belastungen	Schwere gesundheitliche Belastungen	Braune Zähne
Belastungen	Schnelle Überwindung von Belastungen	Zentrierter i-Punkt in der Schrift
Bettnässen		Zu kleiner Mund und auch aufgeworfene Säuglingslippen
Bindegewebeschwäche	Bindegewebeschwäche bei Jüngeren	Fältchen seitlich im Augenwinkel oder unter den Augen
Bindegewebeschwäche		Kinngewebe schlaff
Bindegewebeschwäche		Oberlid Doppelfalte
Bindehautentzündung		Rötliche Augen
Blase		Besonders dicke Unterlippe
Blase		Schwellung der unteren Augenlider rosa/blau
Blasenbelastung	Blasenbelastung (Polypen)	Jochbeinsäckchen
Blasenbelastung		Die Unterlängen der Buchstaben f und p zeigen nach links
Blasenerkrankung		Blassrosa Augenhof
Blasenleiden		Seidenartige Haut
Blasenschwäche		Zu kleiner Mund

Blinddarm		Allgemeine Blässe mit Stirnschweiss
Blinddarm		Geschwollene Oberlippe
Blut	Kohlensäure im Blut (viel)	Bläuliche Adern auf dem Handrücken
Blut	Übersäuertes Blut	Geschwollene Oberlippe
Blutarmut		Blasses Ohrläppchen
Blutarmut	Hochgradige Blutarmut	Kreisförmiger Ausfall
Blutdruck	Hoher Blutdruck	Rote, geäderte, knollige Nase
Blutdruck	Niedriger Blutdruck	Blaurote Nase
Bluthochdruck	Neigung zu Bluthochdruck	Zusammengewachsene Augenbrauen
Blutkörperchen	Zu wenig rote Blutkörperchen	Zungenunterseite blass
Blutkreislauf	Gestörter Blutkreislauf	Blasse Ohren
Blutstauungen		Gefässrisse um die Nase herum
Blutverlust	Innerer Blutverlust	Bläulicher Augenhof
Blutversorgung	Gute Blutversorgung	Ausgeprägtes Ohrläppchen
Bronchien	Zustand der Bronchien (Röte, Schwellung, Starre)	Nasenflügel in Gesichtshöhe geöffnet
Bronchien	Starke Bronchien	Gut gewölbte Nasenflügel
Bronchitis	Anlage zu Bronchitis	Langer Hals

Bronchitis	Chronische Bronchitis	Ohrencyanose
Bronchitis	Chronische, eitrige Bronchitis	Eingefallene Wangen beidseitig mit Cyanose

C

Cerebralsklerose		Blasses Gesicht
Cerebralsklerose	Cerebralsklerose bei Jüngeren	Augenbrauen ergraut
Cholera		Schwarze Zunge
Cholesterin	Störung im Cholesterin	Rundliche Erhebungen, gelbbraun auf Oberlid
Cirrhose	Chronische Cirrhose	Eingefallene Wangen beidseitig und Subikterus
Colitis ulcerosa		Weisslich belegte Zunge hinteres Drittel
Cortison		Vollmondgesicht rosig
Cushing-Syndrom		Vollmondgesicht rosig

D

Darm		Mundgeruch
Darm	Geschwürige Prozesse im Darm	Trockene Zunge, Basis wie Lehm belegt
Darmbereich	Mangeldurchblutung im Darmbereich	Trockenheitsgefühl Zunge ist aber feucht

Darment-zündung	Schwere Darment-zündungen mit Durchfall und Blähungen	Trockene Zuge mit rotem Streifen in der Mitte
Darmer-krankungen		Blick hohl (Lebensgefahr)
Darmer-krankungen		Sehr weite Säckchen unter den Augen
Darmer-krankungen		Der Fingernagel beim Mittel-finger hat seine angeborene flache Form verloren
Darmer-krankungen		Fingernägel gewölbt
Darmer-krankungen		Brauner Mundhof
Darmer-krankungen		Bräunlicher Hof der Ohren
Darmer-krankungen		Bräunlich belegte Zunge
Darmkatarrh		Wundrote Zunge
Darmkoliken		Zunge im ganzen belegt und rissig, mit rotem Fleck an der Spitze
Darmkrebs		Glatte blassrote Stellen in Mundwinkeln
Darmmusku-latur	Störung der Darm-muskulatur meist mit Verstopfung	Zunge im ganzen belegt und rissig, mit rotem Fleck an der Spitze
Darmprozesse	Entzündliche Darmprozesse	Weisslich belegte Zunge hinteres Drittel
Darmstörung	Darmstörungen, die überwacht werden sollten	Brüchiges Haar

Demineralisierung		Schneeweisse Zähne
Depressionen		Seitlich aussen hängendes Augenlid unten
Depressionen		Deutlich kürzer gewordene Oberlängen der Schrift
Depressionen	Depressionen bei Jüngeren	Augenbrauen ergraut
Depressionen	Neigung zu Depressionen	Tiefe Nasenwurzelgrube
Depressionen	Neigung zu Depressionen	Stark abgeflachter oberer Ohrrand
Diabetes		Frühes Ergrauen
Diabetes		Totes Haar
Diabetes		Nagelmonde durch eine waagrechte Linie vom übrigen Teil des Nagels abgegrenzt
Diabetes		Glatte, trockene, blaurote Unterlippe; unterer Lippenrand blass und eingefallen
Diabetes	Disposition zu Diabetes	Oberlippe schmal
Diabetes	Verdacht auf Diabetes	Trockene Zunge mit vielen Einrissen
Diathese	Rheumatische Diathese	Weisse, trockene Zunge, an der Spitze feucht
Dickdarm	Dickdarmbiegung links	Linke Nasolabialfalte
Dickdarm	Entzündung der Schleimhäute im Dickdarm	Hämorrhoiden

Dickdarm-entzündung	Dickdarm-entzündung	Weisslich belegte Zunge, hinteres Drittel
Dickdarm-entzündung	Dickdarm-entzündung	Zungenmitte braun, Ränder feucht und rot
Dickdarm-erweiterung		Besonders dicke Unterlippe
Dickwerden	Neigung zu Dickwerden	Oberer äusserer Ohrrand breit und weich
Dilation	Fortgeschrittene cardinale Dilation	Pulsierende Halsarterie in Ruhe
Diszipliniert		Daumen lässt sich nicht weit nach hinten durchbiegen
Drüsenfunktion gestört		Blasses Ohrläppchen
Drüsen-schwäche		Tiefe Halsfalten
Drüsen-schwellung		Geschwollene Oberlippe
Drüsenstörung	Sofort behandeln	Entzündungen am Hals seitlich
Drüsentätig-keit	Gute Drüsentätig-keit	Grosse Ohren mit ausge-prägten Ohrläppchen
Drüsenum-stellung	Drüsenumstellung als Altersver-änderung	Pigmentflecken
Dünndarm-karzinoid		Periodische Gesichtsröte
Durchblutungs-mangel		Lippenblässe
Durchblutungs-störungen		Weisse Nasenspitze

Durchblutungs-störungen	Periphere Durch-blutungsstörungen	Blässe des Gesichts
Durchblutungs-störungen	Zerebrale Durch-blutungsstörungen	Zusammengewachsene Augenbrauen
Durchblutungs-störung	Durchblutungsstö-rung des Herzens	Frühes Ergrauen
Dysmenorrhoe		Stirnglatze bei Frauen
Dysmenorrhoe	Neigung zu Dysmenorrhoe (bei Frauen)	Zarte, dünne Augenbrauen
Dysmenorrhoe		Blasser, schmaler Mund (bei Frauen)
Dystonie		Häufiger Lidschlag

E

Eisenmangel		Eingefallene untere Augen-lider, blau
Eisenmangel		Gelegentlich weisse Flecken in den Fingernägeln
Eisenmangel		Rote Ohren
Eisenmangel-anämie		Mundwinkelrhagaden
Eisenmangel-anämie		Glatte, rote Zunge
Eisenmangel-anämie		Zungenbrennen
Eiweiss	Zuviel tierisches Eiweiss	Geplatzte Äderchen, Krampf-adern, Mitesser

Eiweisseinschmelzung		Eingefallene Schläfenpartie
Elastischer Körper		Biegsame Hände
Emphysembronchitis		Kombinierte Lippen-, Wangen- und Stirncyanose
Emphysembronchitis		Nasencyanose
Emphysembronchitis		Wangencyanose
Endometritis	Chronisch rezidivierende Endometritis	Bräunlich, schmutzige Pigmente
Energie	Viel Energie	Ohrläppchen harmonisch gerundet
Enteritis		Trockene Zunge, weissschleimig mit Bläschen und Petechien
Enttäuschung	Starke Enttäuschung	Deutlich kürzer gewordene Oberlängen der Schrift
Entzündungen		Schwellungen im Bereich der Nasenwurzel
Entzündungen	Neigung zu Entzündungen	Oberer äusserer Ohrrand verdickt
Enzymmangel		Frühes Ergrauen
Epilepsie	evtl. Disposition dazu	Zusammengewachsene Augenbrauen
Erbanlagen	Geschwächte Erbanlagen	Fehlendes Ohrläppchen
Erbanlagen	Gute Erbanlagen	Grosse Ohren mit ausgeprägten Ohrläppchen

Erholungsfähigkeit	Gute Erholungsfähigkeit	Volle, plastische Schläfenpartie
Erkältung		Rötliche Augen
Erkältungen	Neigung zu Erkältungen	Oberer äusserer Ohrrand verdickt
Erkrankungen	Häufige Erkrankungen	Abgeschrägtes Hinterhaupt
Erkrankungen	Konsumierende Erkrankung.	Eingefallene Schläfenpartie
Ernährung	Falsche Ernährung	Unangenehmer Geruch der Haut
Erschöpfung		Augenringe unten
Erschöpfung		Herabgesunkenes Lid, halbierter Lidspalt
Erschöpfung		Allgemeine Schwellung der Zunge
Erschöpfungszustände		Eingefallene Schläfenpartie
Essen	Übermässiges Essen	Geplatzte Äderchen, Krampfadern

F

Fehlatmung		Beide Schultern hochgezogen
Fehlatmung		Beide Schultern nach hinten gezogen
Fehlernährung	Folge langandauernder Fehlernährung	Spalten des Haares
Feminismus		Voller, roter Mund beim Mann

Feminismus	Feminismus bei Männern	Zarte, dünne Augenbrauen
Fett	Zuviel Fett	Kahlköpfigkeit oder Schuppen
Fettgebackenes	Zuviel Fettgebackenes	Mitesser
Fettleibigkeit	Disposition zu Fettleibigkeit	Oberer äusserer Ohrrand verdickt
Fettstoffwechsel	Fettstoffwechsel gestört	Ablagerungen an den unteren Augenlidern
Fettzufuhr	Hinweis auf zu starke Fettzufuhr	Aufgedunsene oder schlaffe Wangen
Fieber		Blick glänzend
Fieber		Trockene Zunge
Fieber	Disposition zu Fieber	Trockene, rauhe Haut
Flüssigkeitsmangel		Längsfalten am Schläfenbein vor dem Ohr
Frigidität		Waagrechte Falte zwischen Mund und Nase bei Frauen
Fussgelenk	Erkrankung der Fussgelenke	Steile, vertikale Falte Jochbein bis Kinn

G

Galle		Verfärbungen um den Mund gelb
Galle	Ernste Störungen im Bereich der Galle	Gelbe Zähne

Gallen-belastung		Das Weisse im Auge ist gelb
Gallen-erkrankung		Gelblicher Augenhof
Gallen-erkrankung		Plötzlich dunkle Haare
Gallen-erkrankung		Schmerzen im Schulterblatt-winkel rechte Seite
Gallenleiden		Falten in Mundwinkeln
Gallenstö-rungen		Gelbliche Haut
Gallenstörung		Kupfernase, besonders mit dunklen Punkten
Gallenstörung		Landkartenzunge rechts
Gallenstörung		Gelb belegte Zunge
Gallenstörung	Entzündliche Gallenstörung	Rechtsseitige Rötung und Schwellung der Zunge
Gallentätigkeit	Verstärkte Gallentätigkeit	Nasenlöcher zur Seite ge-öffnet
Gallenwege	Schmerzhafte Be-lastungen der Gallenwege	Rechte Nasolabialfalte
Gastritis		Nasale und perinasale Blässe
Gastritis		Trockene Lippen
Gastritis		Nasenrötung
Gastritis		Beidseitige Nasolabialfalte
Gastritis		Weisslich belegte Zunge mittleres Drittel

Gastritis	Chronische Gastritis	Gewebeschwund der Schläfenpartie in Verbindung mit eingefallenen Wangen
Gastritis	Starke Gastritis	Trockene Zunge, weissschleimig mit Bläschen und Petechien
Gastrocolitis		Gefässerweiterung perioral
Gehirnerkrankung		Zittern der Zunge
Gehirnhautentzündung	Nachwirkung einer Gehirnhautentzündung	Spastischer Schritt
Gehirnleiden		Taumelnder Gang
Gehirnverkalkung	Möglichkeit vorzeitiger Gehirnverkalkung	Kurzer Hals
Gelbsucht		Das Weisse im Auge ist gelb
Gelenkrheuma		Fingernägel haben punktförmige Vertiefungen
Gemütsbewegung	Krankhafte Gemütsbewegung	Augen wässrig
Genetisch	Genetischer Defekt	Fehlende oder ausgefallene Lidwimpern
Genusssucht		Starke Eckzähne
Gerichte	Frittierte Gerichte	Leberflecken, beginnen als rotes Pünktchen (toxisches Blut) und koagulieren zu schwarzen Flecken
Geschlechtsorgan	Hier spiegelt sich der Zustand der Geschlechtsorgane	Nasensteg und Übergang zur Oberlippe, Veränderungen in dieser Hautregion vor Einsetzen der Monatsblutung

Geschlechtsorgan	Erkrankungen der Geschlechtsorgane	Der Fingernagel beim kleinen Finger hat seine angeborene flache Form verloren
Geschlechtsorgan	Störung der Geschlechtsorgane	Männliche Behaarung bei Frauen
Gesundheitspotential	Hohes Gesundheitspotential und hohes Alter	Drei Razetten, die Querlinien an der Handwurzel
Gewebe	Zuviel Wasser im Gewebe	Dicke Stirnhaut mit starken Falten
Gicht	Disposition zu Gicht	Seidenartige Haut
Gicht	Disposition zu Gicht	Verhärteter, aufgerollter Ohrrand
Gicht	Gichtige Belastung	Ausfallen der Haare in Streifen
Gicht	Gichtige Veränderungen	Gebückter Gang
Gicht	Gichtablagerungen	Oberer äusserer Ohrrand Knötchen
Granulom		Mundgeruch
Granulom		Zahnschmerz bei Druck und Klopfen und heiss, nicht aber bei Kälte
Grübeln	Dinge zu schwer nehmen	Tiefe Nasenwurzelgrube

H

Haarausfall	Früher Haarausfall bei jungen Männern	Dünne, sehr langsam wachsende Nägel

Haarnerv	Erkrankung eines Haarnervs	Weisse Haarbüschel
Hämorrhoiden		Einbuchtung in Kinnmitte
Hämorrhoiden		Querfalte unter der Unterlippe
Hämorrhoiden		Gelb belegte Zunge
Hämorrhoiden	Hämorrhoiden, evtl. innen	Unterlidpigmente
Hängenlassen		Fallende Schultern
Härte		Waagrechte Falte zwischen Mund und Nase bei Frauen
Halbseitenmigräne		Einseitig gesenkte Augenbrauen, betroffene Seite faltenlos
Halsnerven		Halbseitiges, totales, plötzliches Ergrauen
Halswirbelsäule	Halswirbelsäulenbelastung	Einseitige Steilfalte der Augenbrauen
Harnsäure		Schwellung der unteren Augenlider grau/grün
Hautkrankheit	Disposition zu Hautkrankheiten	Trockene, rauhe Haut
Hautsyndrom	Greisenhautsyndrom	Gesichtshaut zerknittert
Hepatitis		Das Weisse im Auge ist gelb
Hepatitis	Aggressive Hepatitis	Gewebeschwund der Schläfenpartie in Verbindung mit eingefallenen Wangen
Hepatitis	Chronische Hepatitis	Eingefallene Wangen beidseitig und Subikterus

Hepatopathie	Latente Hepatopathie	Gelb belegte Zunge
Hepatopathie	Manifeste Hepatopathie	Gelb belegte Zunge
Herz	Herzbelastung	Augenlidrand herunterhängend
Herz	Links-Herzbelastungen	Knötchen am Ohrläppchen, wo es angewachsen ist
Herz	Herzbelastungen	Nasolabialfalte beidseitig verlängert
Herz	Herzbeschwerden	Nasenflügel blaurot
Herz	Herzerkrankung	Blick matt
Herz	Herzerkrankung	Fingernägel gewölbt
Herz	Hinweis auf Herzerkrankung	Plastisch eingefallene Wange links
Herz	Herzfehler	Zu kurze Nase
Herzinfarkt	Disposition zu Herzinfarkt	Geschrumpftes Ohrläppchen (sicheres Zeichen)
Herzinfarkt	Hinweis auf bevorstehenden Herzinfarkt (zuverlässig)	Taubheit zwischen Kinn und Unterlippe
Herzinsuffizienz		Schwellung der unteren Augenlider, wächsern
Herzinsuffizienz		Dicke Halsvenen und cyanotische Hautfarbe
Herzinsuffizienz		Lippencyanose
Herzinsuffizienz		Ohrencyanose
Herzinsuffizienz		Wangencyanose

Herzinsuffizienz	Manifestierte Herzinsuffizienz	Kombinierte Lippen-, Wangen- und Stirncyanose
Herzinsuffizienz	Rechts-Herzinsuffizienz	Dicke Halsvenen
Herzinsuffizienz	Schwere Herzinsuffizienz	Allgemeine Cyanose
Herzklappenfehler	Herzklappenfehler, oft nach Kindheitsdiphtherie	Extrafalte Mund-Nase
Herzkraft	Starke Herzkraft	Sehr grosse Nagelmonde
Herzleiden	Nervöses Herzleiden	Schmaler Nasenrücken
Herzleiden		Unmöglichkeit des Treppensteigens
Herzschlag	Disposition zu Herzschlag	Rote Haut
Herzschlag	Disposition zu Herzschlag	Sehr grosse Nagelmonde
Herzschwäche		Sehr kleine oder nicht vorhandene Nagelmonde
Herzstörungen		Rote, geäderte, knollige Nase
Herzstörungen		Furche auf Nasenscheidewand
Herzstörungen		Oberlidschwellung
Herzstörungen	Disposition zu Herzstörungen	Kurzer Hals
Herzveränderungen	Weit fortgeschrittene Herzveränderungen	Blaue Streifen am Hals

Hochdruck	Essentieller Hochdruck	Stark vorstehende, geschlängelte Schläfenpartie und rotes Gesicht
Hochdruck	Pulmonaler Hochdruck	Gefässerweiterung nasal und perinasal
Hochdruck	Pulmonaler Hochdruck	Ohrencyanose
Hochdruck	Pulmonaler Hochdruck	Wangencyanose
Hochdruck	Renaler Hochdruck	Blasses Gesicht
Hodenatrophie		Mangelnder Bartwuchs
Hormone	Starke männliche Hormone	Oberlippenbehaarung bei Frauen
Hormonhaushalt	Guter Hormonhaushalt	Starke, buschige Augenbrauen
Hormonhaushalt	Störung im Hormonhaushalt	Rundliche Erhebungen gelbbraun auf Oberlid
Hormontätigkeit	Nachlassen der Hormontätigkeit	Senkrechtfältchen bei Frauen
Hormonumstellung	Hormonumstellung als Altersveränderung	Pigmentflecken
Hormonspiegel	Während der Pubertät Zeichen der Hormonverschiebung; ist der Hormonspiegel nicht ausgeglichen, auch im späteren Alter	Pickel
Hüftgelenk	Erkrankung der Hüftgelenke	Steile, vertikale Falte Jochbein bis Kinn
Hüftgelenk	Erkrankung des Hüftgelenkes	Watschelnder Gang

Hypertonie		Rote Haut
Hypertonie		Auffällige Wangenröte
Hypotonie		Stirnblässe
Hypotonie		Isolierte Wangenblässe
Hypotonie		Blässe des Gesichtes
Hypotonie		Herabgesunkenes Lid, halbierter Lidspalt

I

Ikterus		Das Weisse im Auge ist gelb
Impotenz	Neigung zu Impotenz	Voller, roter Mund beim Mann
Infektionen	Infektionen durch Pilze oder Bakterien	Fingernägel krümmen sich, werden dunkel und brechen leicht
Infektionen	Verdacht auf Infektion	Trübe Augen

K

Kaffee	Zuviel Kaffee	Kahlköpfigkeit oder Schuppen
Kalkarmut		Watschelnder Gang
Kalkmangel		Ohr glänzt
Kalkmangel		Oberer Ohrrand eingerollt und anliegend
Karzinom		Beule am Hals

Keimdrüsen	Schwäche der Keimdrüsen	Oberlippenbehaarung bei Frauen
Keimdrüsen-insuffizienz		Mangelnder Bartwuchs
Keimdrüsen-insuffizienz		Geheimratsecken
Keimdrüsen-insuffizienz		Fehlende oder ausgefallene Lidwimpern
Keimdrüsen-insuffizienz		Stirnglatze bei Frauen
Keimdrüsen-suffizienz	Keimdrüseninsuf-fizienz bei Frauen	Starke, buschige Augen-brauen
Keimdrüsen-insuffizienz	Keimdrüsenin-suffizienz bei Männern	Zarte, dünne Augenbrauen
Keimdrüsen-unterfunktion		Stirnglatze beim Mann
Kleinhirn	Erkrankungsvor-gänge im Kleinhirn	Unmöglichkeit rückwärts zu gehen
Klimakterium	Klimakterische Wallung	Periodische Gesichtsröte
Klimakterium		Senkrechtfältchen bei Frauen
Klimakterium	Klimakterium frühes	Stirnglatze bei Frauen
Klimakterium	Klimakterium frühzeitiges	Starke, buschige Augen-brauen
Kniegelenke	Erkrankung der Kniegelenke	Steile, vertikale Falte Joch-bein bis Kinn
Kniegelenke	Kniegelenker-krankungen	Unfähigkeit, die Treppe hin-unterzugehen

Knochen	Gute Knochen	Oberer äusserer Ohrrand gut gerundet nach innen etwas offen
Körper	Elastischer Körper	Biegsame Hände
Körperschwäche		Grosse Zwischenräume der Zähne
Koliken		Rechte Nasolabialfalte
Kollaps		Allgemein Blässe mit Stirnschweiss
Kollaps		Nasale und perinasale Blässe
Kollaps		Schwarze Zunge
Kollaps	Kollapsneigung	Blick glasig
Koordinationsstörungen		Ataktischer Gang breitspurig, schleudernd
Kopf	Erkrankungen des Kopfes	Der Fingernagel beim Zeigefinger hat seine angeborene flache Form verloren
Kopfhaut		Haare an Wurzel dünner
Kopfschmerz		Zusammengewachsene Augenbrauen
Kopfschmerz	Chronischer Kopfschmerz	Steilfalte zwischen den Augenbrauen
Kopfschmerz	Kopfschmerz auf dieser Seite	Einseitig gefältelte Stirn
Kraft	Fähigkeit, neue Kraft zu schöpfen	Ohrläppchen harmonisch gerundet
Kraftverlust		Dünnes Ohrläppchen
Kräfte	Lebt über seine Kräfte	Geschrumpftes Ohrläppchen

Kräfte	Zeichen für Fähigkeit, seine Kräfte einzuteilen	Senkrechtfältchen vor dem Ohr
Krampf (Pylorus)		Lippenrand unten Höcker
Krampfneigung		Zusammengewachsene Augenbrauen
Krankheitszeichen	Ungenügende Beachtung von Krankheitszeichen	Fallende Schultern
Krebs		Grünliche Gesichtsfarbe
Kreislaufbelastung		Nasolabialfalte beiseitig verlängert
Kreislaufbelastung		Schrift an falschen Stellen sehr breit
Kreislaufbelastung	Kreislaufbelastung durch üppige Lebensweise	Partie unterhalb des Kinns schlaff
Kreislaufbelastung	Kreislaufbelastung durch Übergewicht	Partie unterhalb des Kinns schlaff
Kreislaufschwäche		Kinngewebe schlaff
Kreislaufschwäche		Blasse Ohren, blasses Ohrläppchen
Kreislaufschwäche		Nagelplatte verdickt
Kreislaufschwäche	Chronische Kreislaufschwäche	Abgeschrägtes Hinterhaupt
Kreislaufstörungen		Bräunlich-schwärzlicher, eingesunkener Augenhof
Kreislaufstörungen		Taumelnder Gang

Kreislauf-störungen		Sehr kleine oder nicht vorhandene Nagelmonde
Kreislauf-störungen		Unmöglichkeit des Treppensteigens

L

Lähmung		Unfähigkeit, die Treppe hinunterzugehen
Langlebigkeit		Grosse Ohren mit ausgeprägten Ohrläppchen
Lebensenergie	Verschwendung der Lebensenergie	Weite Schrift
Lebensenergie	Wenig Lebensenergie	Enge Schrift
Lebenskraft	Konzentration der Lebenskraft	Zentrierter i-Punkt in der Schrift
Lebenswandel	Ausschweifender Lebenswandel	Geschrumpftes Ohrläppchen
Leber		Verfärbungen um den Mund gelb
Leber		Besonders dicke Unterlippe
Leber	Verstärkte Leber	Nasenlöcher zur Seite geweitet
Leber	Geschwächte Leber	Senkrechte und Querfalten auf der Stirn
Leberbelastung		Gefässspinnen
Leberbelastung		Braune Flecken am Haaransatz
Leberbelastung		Lippenrand unten verdickt

Leberbelastung		Nasensattel verdickt
Leberbelastung		Scharlachrote Ohren
Leberbelastung		Aufsteigende Schreibrichtung
Leberbelastung	Rechts-Leberbelastung	Knötchen am Ohrläppchen, wo es angewachsen ist
Leberkarzinom		Eingefallene Wangen beidseitig und Subikterus
Lebercirrhose		Plötzlich dunkle Haare (sofort prüfen)
Lebercirrhose		Eingefallener Nacken
Lebercirrhose		Rote, glatte und glänzende Zunge
Lebererkrankung		Kann mit dem rechten Fuss keinen gleichgrossen Schritt wie mit dem linken Fuss machen
Lebererkrankung		Bräunlicher Augenhof
Lebererkrankung		Gelblicher Augenhof
Lebererkrankung	Chronische Lebererkrankung	Ständig weisse Flecken in den Fingernägeln
Lebererkrankung	Hinweis auf schwere Lebererkrankung	Plastisch eingefallene Wange rechts
Leberleiden		Kupfernase, besonders mit dunklen Punkten
Leberleiden		Falten in Mundwinkeln
Leberleiden		Kleine Äderchen auf Nasenflügeln

Leberleiden	Neigung zu Leberleiden	Haut kühl und klamm
Leberinsuffizienz		Mundwinkel gelbbraun
Leberschwäche		Jochbein durchsichtig
Leberstörungen		Gelbliche Haut
Leberstörung		Landkartenzunge rechts
Leberstörungen		Kleine Pickel in den Mundwinkeln
Leberstörungen		Nasenbluten
Leberstörungen		Zungenunterseite gelblich
Leberstörungen	Entzündliche Leberstörung	Rechtsseitige Rötung und Schwellung der Zunge
Leichtsinnigkeit		Nasensteg nach oben
Lues		Wie ausgestanzte Geschwüre auf der Zunge
Lues	Hinweis auf Lues	Tonnenzähne
Luftröhre	Anfälligkeit für Leiden im Bereich der Luftröhre	Langer Hals
Lunge		Mundgeruch
Lunge	Schwache Lunge	Auffällige Wangenröte
Lunge	Starke Lungen	Gut gewölbte Nasenflügel
Lungenbelastung	Rechts-Lungenbelastung	Knötchen am Ohrläppchen, wo es angewachsen ist
Lungenentzündung	Anfälligkeit für Lungenentzündung	Langer Hals

Lungenerkrankung		Fingernägel gewölbt
Lungenerkrankung		Der Fingernagel beim Ringfinger hat seine angeborene flache Form verloren
Lungenerkrankung		Nasenbluten
Lungenflügel	Ungenügende Entfaltung der Lungenflügel	Beide Schultern nach vorn gezogen
Lungenkapazität	Ungenügend genutzte Lungenkapazität	Verdickte Nasenflügel
Lungenkraft	Grad der Lungenkraft	Daumen lose an den Zeigefinger gelegt, entsteht die Maus
Lungenleiden	Schwere Lungenleiden	Extreme Blässe
Lungenleiden	Weit fortgeschrittene Lungenleiden	Blaue Streifen am Hals
Lungentumor		Eingefallene Wangen beidseitig mit Cyanose
Lymphe	Lymphatische Versorgung	Ausgeprägtes Ohrläppchen
Lymphome		Dicke Halsvenen
Lymphsystem	Erkrankung des Lymphsystems	Ständig weisse Flecken in den Fingernägeln

M

Magen		Mundgeruch

Magen	Empfindlicher Magen	Spitze Nase
Magen	Kleiner Magen	Spitze Nase
Magen	Gewebeveränderungen im Magen	Grossporige Nasenflügel
Magen	Mangeldurchblutung im Magen	Trockenheitsgefühl, Zunge ist aber feucht
Magenbelastung		Kupfernase, besonders mit dunklen Punkten
Magenkarzinom		Gewebeschwund der Schläfenpartie in Verbindung mit eingefallenen Wangen
Magenkarzinom		Eingefallene Wangen, beidseitig und trocken gelbliche Haut
Magenkarzinom		Eingefallene Wangen beidseitig und Subikterus
Magendurchbruch		Allgemeine Blässe mit Stirnschweiss
Magenerkrankung		Der Fingernagel beim Mittelfinger hat seine angeborene flache Form verloren
Magenerweiterung		Dicke Nasenspitze
Magengeschwür	Neigung zu Magengeschwür	Eingedrückte Nasenspitze
Magengeschwür	Hinweis auf Magengeschwür	Schmerzen im Schulterblattwinkel linke Seite
Magenkatarrh	Magenkatarrh (Akut mit Zungenschwellung und Zähneknirschen)	Weisslich belegte Zunge, vorderes Drittel

Magenkatarrh		Wundrote Zunge
Magenkatarrh		Bläschen am Zungenrand
Magenkrebs		Glatte, blassrosa Stellen auf der Oberlippe
Magenkrämpfe		Gebückter Gang
Magenleiden		Absteigende Schreibrichtung
Magenleiden	Chronische Magenleiden	Senkrechte Einkerbung der Nasenflügel
Magensaft-schwäche		Nasolabialfalte gedunsen
Magenschleim-haut	Magenschleim-haut gereizt	Rötlich blaue Nasenflügel
Magen-schmerzen	Akute Magen-schmerzen	Gespannte Mundpartie
Magensen-kung	Hinweis auf Magensenkung	Steile, vertikale Falte Joch-bein bis Kinn
Magenspasmen		Nasale und perinasale Blässe
Magenspasmen		Lippenblässe
Magenstörung		Halskuhle gefüllt
Magenstörung		Mund-Nasenfalten
Magenstörung		Geschwollene Oberlippe, be-sonders wenn sie nach den Mahlzeiten auftritt
Magenulkus		Weisslich belegte Zunge, mittleres Drittel
Magenwand	Wundsein der Magenwand	Rissige Zunge
Mangelzustand		Längsfalten am Schläfen-bein vor dem Ohr

Magnesiummangel		Rötung von der Nase bis zum Jochbein
Magnesiummangel		Rötungen neben der Nase
Marasmus senilis		Gewebeschwund der Schläfenpartie in Verbindung mit eingefallenen Wangen
Mastdarmkarzinom		Eingefallene Wangen beidseitig und trocken gelbliche Haut
Mastdarm	Venöse Belastung des Mastdarmes	Einbuchtung in Kinnmitte
Medulla Oblongata	Belastung	Unmöglichkeit, rückwärts zu gehen
Migräne		Einseitige Steilfalte der Augenbrauen
Migräne	Häufige Migräne	Abgeschrägtes Hinterhaupt
Milchprodukte	Zuviel Milchprodukte	Kahlköpfigkeit oder Schuppen
Milz	Störung der Milz	Landkartenzunge links
Milz	Milz nicht in Ordnung	Plötzliche gelbe Gesichtsfarbe
Milzbelastungen		Gewebe im linken Augenwinkel schlaff oder zerfurcht
Milzschwäche		Hochgezogene Oberlippe
Milzstörung		Kupfernase besonders mit dunkeln Punkten
Mineralhaushalt	Mineralhaushalt gestört	Herabgesunkenes Lid, halbierter Lidspalt
Mineralöl	Zuviel Mineralöl	Mitesser

Mineralstoff-mangel		Brüchige Fingernägel
Mitrafehler		Wangencyanose
Morbus Addison		Gewebeschwund der Schläfenpartie in Verbindung mit eingefallenen Wangen
Multiple Sklerose		Augenzittern
Multiple Sklerose		Spastischer Schritt
Mumps	Mumpsverdacht	Plötzliches Anschwellen und Rötung Ohrumgebung
Muskelschwund		Watschelnder Gang
Myom	Hinweis auf Myom	Bräunlich-schmutzige Pigmente

N

Nägelbeissen		Zu kleiner Mund und auch aufgeworfene Säuglingslippen
Nahrungs-mangel		Trockene, schuppige Haut
Nahrungs-mangel		Längsfalten am Schläfenbein vor dem Ohr
Nebenniere	Störung der Nebenniere	Männliche Behaarung bei Frauen
Nebenniere	Erkrankung der Nebenniere	Säckchen direkt am Augenlid

Nebenniere	Belastung der Nebenniere	Oberer Ohrrand eingerollt und anliegend
Nebennieren-marktumor		Periodische Gesichtsröte
Nebennieren-schaden		Gesichtshaut bronzefarben
Nebennieren-überfunktion		Vollmondgesicht rosig
Nervenent-zündung		Allgemeine Schwellung Zunge
Nervenleiden		Unmöglichkeit des Treppensteigens
Nerven-schwäche		Bräunlich-schwärzlicher, ein-gesunkener Augenhof
Nerven schwäche	Nicht belastbar	Zarte Haut an den Augen-lidern
Nerven-schwäche		Eingefallene untere Augen-lider, dunkel
Nervensystem	Schwäche des Nervensystems	Langsames Wachstum
Nervenver-brauch		Eingefallene Augenlider
Nerven	Nervlich strapa-ziert	Unterlid eingefallen
Nerven	Nervöse Störungen	Verkrampfte Buchstaben oder in der Form ver-schlungen
Nerven	Nervöser Ursprung	Zahnschmerzen, die bei Druck aufhören
Nervenkraft		Augenlider voll, aber nicht aufgequollen

Nervosität		Geschwollener Hals
Nervosität		Schmaler Nasenrücken
Nervosität		Unruhiges Stehen
Nervosität		Zittern der Zunge
Nervosität	Hochgradige Nervosität	Zähneknirschen
Neuralgie	Neigung zu Neuralgien	Linke Schulter höher
Neurasthenie		Bräunlich-schwärzlicher, eingesunkener Augenhof
Neurasthenie		Unruhiges Augenspiel
Neurasthenie		Isolierte Wangenblässe
Neurotisch	Neurotische Dispositionen	Schmaler Nasenrücken
Niere		Besonders dicke Unterlippe
Niere	Geschwächte Nieren	Dicke Stirnhaut mit starken Falten
Niere	Nierenbelastung	Die Unterlängen der Buchstaben f und p zeigen nach links
Niere	Nierenbelastung	Geschwollenes Kinn
Niere	Nierenbelastung	Oberer Ohrrand eingerollt und anliegend
Niere	Nierenbelastung	Stark vorstehende geschlängelte Schläfenarterie und rotes Gesicht
Nierenerkrankungen		Der Fingernagel beim Ringfinger hat seine angeborene flache Form verloren

Nierenerkrankung		Lange, schmale, gewölbte Fingernägel, Beginn meist beim kleinen Finger
Nierenerkrankung	Chronische Nierenerkrankung	Ständig weisse Flecken in den Fingernägeln
Niereninsuffizienz	Chronische Niereninsuffizienz	Eingefallene Wangen beidseitig mit ödematösem Augenhof
Niereninsuffizienz	Künstliche Niere	Nagelmonde verschwinden fast ganz
Nierenleiden	Disposition zu Nierenleiden	Seidenartige Haut
Nierenstau		Säckchen unter den Augen
Nierenstörungen		Totes Haar
Nierenstörungen		Rote Ohren
Nierenstörungen	Nierenstörung Stau	Unterlidschwellung

O

Oberflächlichkeit		Nasensteg nach oben
Obstipation		Bräunlicher Augenhof
Östrogenmangel		Blasser, schmaler Mund bei Frauen
Östrogenmangel	bei Frauen	Zarte, dünne Augenbrauen

Ohr-Labyrinth	Erkrankungsvorgänge im Labyrinth des Ohres	Unmöglichkeit, rückwärts zu gehen
Ohrspeicheldrüse	Störung der Ohrspeicheldrüse	Plötzliches Anschwellen und Rötung Ohrumgebung

P

Pankreas		Hochgezogene Oberlippe
Pankreasbelastung	Disposition zu Pankreasbelastung	Kussmund
Pankreasbeschwerden	Schmerzhafte Pankreasbeschwerden	Linke Nasolabialfalte
Pankreaskarzinom		Eingefallene Wangen beidseitig und trocken gelbliche Haut
Pankreasunterfunktion		Ablagerungen an den unteren Augenlidern
Pankreasschwäche		Oberlippe schmal
Pankreaszone	Pankreaszone bei Verdickung Stau	Verdickungen unterhalb des Mundwinkels
Parkinson		Spastischer Gang
Penicillinallergie		Schwarze Haare auf der Zunge
Physis	Physisch empfindlich	Einbuchtung in Kinnmitte
Psyche	Psychisch empfindlich	Einbuchtung in Kinnmitte

Pilzerkrankung		Schwarze Haare auf der Zunge
Pneumonie	Pneumonie akut	Nasale und perinasale Blässe
Pneumonie	Pneumonie speziell bei Kindern	Isolierte Nasenblässe und blasse Nasenflügel
Polypen		Schwellung im Bereich der Nasenwurzel
Potenz	Nachlassen der Potenz	Senkrechtfältchen vor dem Ohr
Prostata		Besonders dicke Unterlippe
Prostataerkrankung		Blassrosa Augenhof
Protein	Zuviel Protein	Kahlköpfigkeit oder Schuppen
Proteinzufuhr	Übermässige Proteinzufuhr	Beginnen als rotes Pünktchen (toxisches Blut) und koagulieren zu schwarzen Flecken
Proteinzufuhr	Hinweis auf zu starke Proteinzufuhr	Aufgedunsene oder schlaffe Wangen
Pulmonalsklerose		Allgemeine Cyanose
Pulpitis		Zahnschmerz bei starkem Druck, kalten und sehr heissen Speisen

R

Raucher	Starker Raucher	Gelbe Zähne
Reaktionen	Gute Reaktionen	Oberer äusserer Ohrrand gut gerundet, nach innen etwas offen

Reaktionen	Langsame Reaktionen	Oberer äusserer Ohrrand breit und weich
Reaktionen	Langsame Reaktionen	Oberer äusserer Ohrrand verdickt
Regelblutung	Schmerzhafte oder seltene Regelblutung	Zarte, dünne Augenbrauen
Regelstörung		Starke, buschige Augenbrauen
Regelstörungen	Schmerzhafte Regelstörungen	Oberlippenbehaarung bei Frauen
Reserven	Reserven werden angegriffen	Nacken schwächer
Resorptionsschwäche		Längsfalten am Schläfenbein vor dem Ohr
Rheuma	Disposition zu Rheuma	Seidenartige Haut
Rheuma	Disposition zu Rheuma	Verhärteter, aufgerollter Ohrrand
Rheuma	Neigung zu Rheuma	Linke Schulter höher
Rheuma	Rheumatische Belastung	Haarausfall in Streifen
Rheuma	Rheumatische Veränderungen	Gebückter Gang
Rheumatismus		Schaumstreifen beidseitig der Zunge
Roemheldsches Syndrom		Haut hängt über Oberlid
Rückenmarkserkrankungen		Taumelnder Gang

Rückenmarks-bereich	Erkrankungen im Rückenmarksbe-reich	Unruhiges Stehen
Rückgrat un-flexibel		Daumen nicht leicht nach hinten zu biegen
Ruhr		Bläulicher Belag

S

Säfteverlust		Dünnes Ohrläppchen
Salz	Zuviel Salz	Frühes Ergrauen
Säureverhält-nis	Störung der Säureverhältnisse	Zunge in der Mitte belegt, Ränder und Spitze hellrot
Sauerstoff-mangel	Herz und Lungen sind gefährdet	Zungenunterseite bräunlich
Erschütterung	Seelische Er-schütterungen	Halbseitiges oder totales plötzliches Ergrauen
Sexualkraft		Daumen lose an den Zeige-finger gelegt, wenn ausge-prägte Maus
Sexuelle Ex-zesse		Frühes Ergrauen
Sexuelle Pro-bleme		Stirnglatze generell
Sexuelle Über-erregbarkeit		Haut kühl und klamm
Sexualorgane	Schwäche der Sexualorgane bei Männern	Abbiegung des ersten Glie-des des kleinen Fingers
Sinusitis	Chronische Sinusitis	Steilfalte zwischen den Augenbrauen

Skrofuloseneigung		Geschwollene Oberlippe
Soor		Schwärzlich belegte Zunge
Spinale Kinderlähmung		Watschelnder Gang
Substanzverlust		Plötzlich eingefallene, sehr spitze Nase, eingefallene Mundwinkel, Schläfen, Augenhöhle, eingefallener Nacken
Substanzverlust		Eingefallene Schläfenpartie

Sch

Schädelbasisbruch		Brillenhämaton doppelseitig
Scharlach		Erdbeerzunge mit weissen und roten Flecken
Schilddrüsenbelastung		Schmaler Nasenrücken
Schilddrüsenbelastung		Oberer Ohrrand eingerollt und anliegend
Schilddrüsenerkrankung		Fingernägel gewölbt
Schilddrüsenerkrankung		Geschwollener Hals
Schilddrüsenüberfunktion	(Hyperthyreose)	Glanzaugen; häufiger Lidschlag; sehr seltener Lidschlag

Schilddrüsen-überfunktion		Haarschwund
Schilddrüsen-unterfunktion		Ausbuchtungen (Höcker) am Kieferbogen
Schilddrüsen-unterfunktion		Nasenwurzelquerfalte
Schilddrüsen-unterfunktion		Augenbraue fehlt seitlich
Schilddrüsen-unterfunktion		Ablagerungen an den unteren Augenlidern
Schilddrüsen-unterfunktion		Knotige, braune Erhebungen über dem Schienbein
Schlafbedürfnis	Geringes Schlafbedürfnis	Volle, plastische Schläfenpartie
Schlafbedürfnis	Grosses Schlafbedürfnis	Eingefallene Schläfenpartie
Schlafbedürfnis	Starkes Schlafbedürfnis	Eingefallene Augenlider
Schlaflosigkeit		Bräunlich-schwärzlicher, eingesunkener Augenhof
Schlaganfall	Neigung zu Schlaganfall	Kurzer Hals
Schleimhautstörungen		Milien
Schleimhäute	Trockene Schleimhäute	Trockene Lippen
Schock		Blässe des Gesichts
Schuppenflechte		Fingernägel haben punktförmige Vertiefungen

Schwäche		Augen eingefallen, Blick matt, enge Lidspalte
Geschwächt		Dünnes Ohrläppchen
Schwäche	Lymphatische Schwäche	Blasses Ohrläppchen
Schwächezustand	Ernster Schwächezustand	Braune Zähne
Schwächezustand		Abgeschrägtes Hinterhaupt
Schwangerschaft		Gefässspinnen
Schwangerschaft		Braune Flecken am Haaransatz
Schwangerschaft		Geschwollener Hals
Schwangerschaftsflecken		Braune Flecken am Haaransatz
Schwindel		Taumelnder Gang

St

Stärke	Zuviel Stärke	Mitesser
Steinbildung (Galle)		Rechte Nasolabialfalte
Stimmungslage	Gedrückte Stimmungslage	Deutlich kürzer gewordene Oberlängen der Schrift
Stoffwechsel	Stoffwechsel gestört	Weisse Flecken auf den Fingernägeln

Stoffwechsel		Breites, viereckiges Ohr
Stomatitis		Weisslich belegte Zunge allgemein
Stress		Zähneknirschen
Struma		Dicke Halsvenen

T

TBC		Augen perlmuttfarben
TBC		Geschwüre auf der Zunge, wenn flach
TBC	Disposition zu TBC	Perlmuttfarbene Zähne
Lungentbc		Ohrencyanose
Tetanieneigung		Oberer Ohrrand eingerollt und anliegend
Thrombosenbildung		Gefässreisser um die Nase herum
Typhus		Bläulicher Belag
Typhus	Bauch-Typhus	Zunge dunkelbraun und trocken
Tierische Produkte	Zuviel tierische Produkte	Kahle Stelle am Hinterkopf
Tierische Produkte	Zuviel tierische Produkte	Senkrechte und Querfalten auf der Stirn
Toxikose	z.B. Thallium	Fehlende oder ausgefallene Lidwimpern
Tuberkulose	Tuberkulöse Dispositionen besonders bei Kindern	Entzündungen im äusseren Ohrgang, Geschwüre

Tumorkachexie		Schwärzlich belegte Zunge

U

Übererregbarkeit	Vegetative Übererregbarkeit	Weite Lidspalte
Überernährung		Senkrechte und Querfalten auf der Stirn
Überforderung		Frühes Ergrauen
Übergenau		Nasensteg nach unten
Überkritisch		Nasensteg nach unten
Überlastung	Schnelle Überlastung	Kleines Ohr
Übersäuerung		Frühes Ergrauen
Übersäuerung		Kinngewebe schlaff
Überspannung		Kleine Buchstaben besonders hoch
Ulkus		Weisse Nasenspitze
Ulkus	Dispositionen zu Ulkus	Nasolabialfalte bis zum Kinn
Ulkusneigung		Beidseitige Nasolabialfalte
Ulkusschübe		Lippenblässe
Ulkus ventriculi et duodeni		Gewebeschwund der Schläfenpartie in Verbindung mit eingefallenen Wangen
Undiszipliniert		Nasensteg nach oben
Unterbauchbeschwerden		Gebückter Gang

Unterleibskrebs		Glatte, blassrosa Stellen auf der Unterlippe
Uterussenkung		Abbiegung des ersten Gliedes des kleinen Fingers

V

Vagus	Dystonie des Vagus	Trockene Zunge, weissschleimig mit Bläschen und Petechien
Vegetative Störung		Auffällige Wangenröte
Venenentzündung		Gefässrisse um die Nase herum
Venenstauung	Obere Hohlvenenstauung	Mit Cyanose
Venöser Stau		Rote Adern im Auge
Verausgabung	Verausgabung, aber auch schnelle Durchführung des Geplanten	Angewachsene Ohrläppchen
Verdauung	Schlechte Verdauung	Kinngewebe schlaff
Verdauungsbeschwerden		Verfärbungen um den Mund gelb
Verdauungsorgane	Störung der Verdauungsorgane	Schwankungen in der Schriftrichtung
Verdauungsorgane	Verdauungsorgane sind gesund	Eine reine Zunge ohne Belag
Verdauungsstörungen		Längsrillen in den Fingernägeln, meist verbunden mit Hautausschlägen

Verdauungs-störungen	Verdauungsstörungen verbunden mit Hautausschlägen	Fingernägel, die in der Längsrichtung leicht einreissen
Verdauungs-störungen		Verdickte Knoten im Gelenk zwischen zweitem und drittem Glied des Mittelfingers
Verdauungs-störungen	Verdauungsstörungen im Darmbereich	Scharlachrote Ohren
Verdauungs-störungen	Langandauernde Verdauungsstörungen	Pickel
Verdauungs-störungen	Schwere Verdauungsstörungen	Extreme Blässe
Verdauungs-trakt	Anhaltende Belastungen des Verdauungstrakts	Längsfalten am Schläfenbein vor dem Ohr
Vererbung		Weisse Haarbüschel
Vergiftung des Körpers		Geschrumpftes Ohrläppchen
Verkalkung		Hervortretende Adern auf dem Handrücken
Verkalkung		Gekrümmte Hände
Verkalkung	Neigung zu Verkalkung	Verhärteter, aufgerollter Ohrrand
Verkrampfung		Beide Schultern nach hinten gezogen
Verschleimung		Trockene, schuppige Haut
Verschlossen-heit		Gespannte Mundpartie

Vitalität	Gute Vitalität	Sichtbare Nagelmonde an allen Fingern
Vitalkraft		Daumen lose an den Zeigefinger gelegt = die Maus
Vitalitätszeichen		Senkrechte Furche Nase-Oberlippe
Vitalitätszeichen		Abstand von Nase zu Oberlippe sehr gross
Vitamin A Mangel		Kann nicht weinen
Vitamin B Mangel		Allgemeine Schwellung (Zunge)

W

Widerstandsfähigkeit		Ausgeprägtes Ohrläppchen
Widerstandskraft	Geringe Widerstandskraft auch seelischer Art	Schmale Jochbeine
Widerstandskraft	Starke Widerstandskraft	Breite Jochbeine
Widerstandskraft	Starke Widerstandskraft	Abstand von Nase zu Oberlippe sehr gross
Willenskraft		Starke, buschige Augenbrauen
Willensstärke		Daumen nicht leicht nach hinten zu biegen
Wirbelkanal	Störung im Gebiet des Wirbelkanals	Ataktischer Gang breitspurig, schleudernd

Wirbelsäule		Einbuchtung in Kinnmitte
Wirbelsäule	Gute Wirbelsäule	Äusserer Ohrrand gut ausgebildet
Wirbelsäule	Verhärtung der Wirbelsäule	Verhärteter, aufgerollter Ohrrand
Wirbelsäulenbelastung		Wenn der Kopf nach hinten gebogen wird, kommt der Bauch nach vorn
Wirbelsäulenerkrankung	Häufige Wirbelsäulenerkrankung	Abgeschrägtes Hinterhaupt
Würmer	Bei Kindern Hinweis auf Würmer	Zähneknirschen
Wurmbefall	Wurmbefall bei Kindern	Bläulicher Augenhof

Z

Zähne	Kariöse Zähne	Mundgeruch
Zähne	Gute Zähne	Oberer äusserer Ohrrand gut gerundet, nach innen etwas offen
Zahnhälse	Freiliegende Zahnhälse	Kälte-, süss- und sauerempfindlich
Zahnwurzelentzündung		Zahnschmerz bei Berührung
Zucker	Zuviel Zucker	Kahlköpfigkeit oder Schuppen
Zucker	Zuviel Zucker	Stirnglatze generell
Zwerchfellbruch (Hernie)		Oberlid Doppelfalte

Zwölffinger-darmbelastung		Beidseitige Nasolabialfalte
Zwölffinger-darmgeschwür		Weisslich belegte Zunge, mittleres Drittel
Zwölffinger-darm	Entzündung des Zwölffingerdarms	Kleine Pickel in den Mund-winkeln

Die wichtigsten Merkmale im Gesicht auf einen Blick

1.) **Nasenspitze**
Magenbezugszone, Verdauung, Blutdruck

2.) **Nasenflügel**
Projektionsflächen der Atmungsorgane. Nasenflügel in Gesichtsnähe = Zustand der Bronchien

3.) **Nasenlöcher**
Der Grad der Öffnung zeigt den Grad der Nutzung der Lungenkapazität

4.) **Nasensteg**
Nach unten = Übergenauigkeit
Nach oben = Oberflächlichkeit

5.) **Nasolabialfalte**
Bezugszone für Magen und Herz

6.) **Nasenrücken**
Wenn schmal = Nervöse Belastungen

7.) **Nasenhöcker**
Bezugszone für die Knochenkraft

8.) Jochbeine (Backenknochen)
Zeigen den Grad der Widerstandskraft

9.) Augenlider
Volle Augenlider zeigen starke Nervenkraft an

10.) Unter dem Augenlid
Nierenbezugszone; Säckchen zeigen die Nierenbelastung an

11.) Obere Augenlider
Zeigen den Grad der Nervenbelastung und Schlafbedürfnis

12.) Schläfen
Wenn eingefallen = Erschöpfungszustände

13.) Wangenpartie
Herzkraftbezugszone. Sollte voll und plastisch sein. Untere Wangen = Bezugszone für Verdauungsorgane

14.) Augenbrauen
Hormonbezugszone. Sollten voll, lang und gleichmässig sein

15.) Unmittelbar unter dem Augenlid
Blasenbezugszone

16.) Stirn
Auf Falten, braune Flecken, dicke Stirnhaut und Stirnglatze achten

17.) Haare
Auf Glanz, Brüchigkeit, Spaltung, Ergrauen und Ausfall achten

18.) Oberlippe
Form, Farbe und Relief zeigen den Zustand des Blutes an

19.) Unterlippe
Hier liegt die Bezugszone für die Unterleibsorgane, wie Leber, Milz, Bauchspeicheldrüse, usw.

20.) Kinn
Zeigt Grad der Belastbarkeit oder Anfälligkeit

21.) Hals
Zeigt das biologische Alter des Menschen an; Drüsenfunktion und Vitalität

22.) Haut
Auf Röte, Blässe, Trockenheit, Rauhheit und Kühle achten. Auch auf Flecken, Äderchen und Geruch

23.) Ohr
Auf Grösse, Farbe, Glanz und Form achten

24.) Ohrläppchen
Zeigen die lymphatische Situation und Drüsentätigkeit an

25.) Der Ohrrand
Bezugszone der Wirbelsäule

26.) Zähne
Auf Form, Grösse, Gleichmässigkeit und Farbe achten. Auch auf Schmerzen und Mundgeruch

27.) Zunge
Bezugszone der Verdauungsorgane

28.) Hände
Die Hand- und Nageldiagnostik ist ein eigenes umfassendes Gebiet (siehe Prof. Issberner-Haldane)

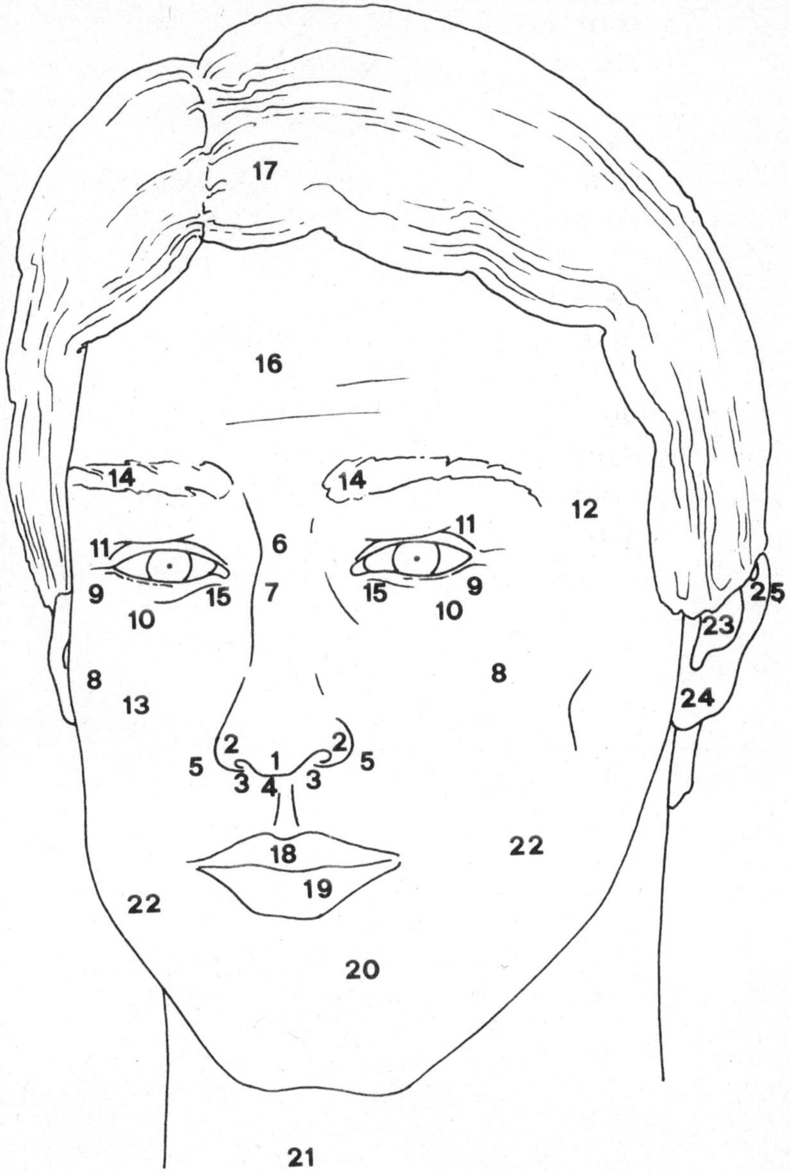

17
16
14
14
12
11
11
6
9
15
7
15
9
25
10
10
23
8
8
13
24
2
2
5
1
5
3
4
3
22
18
19
22
20
21

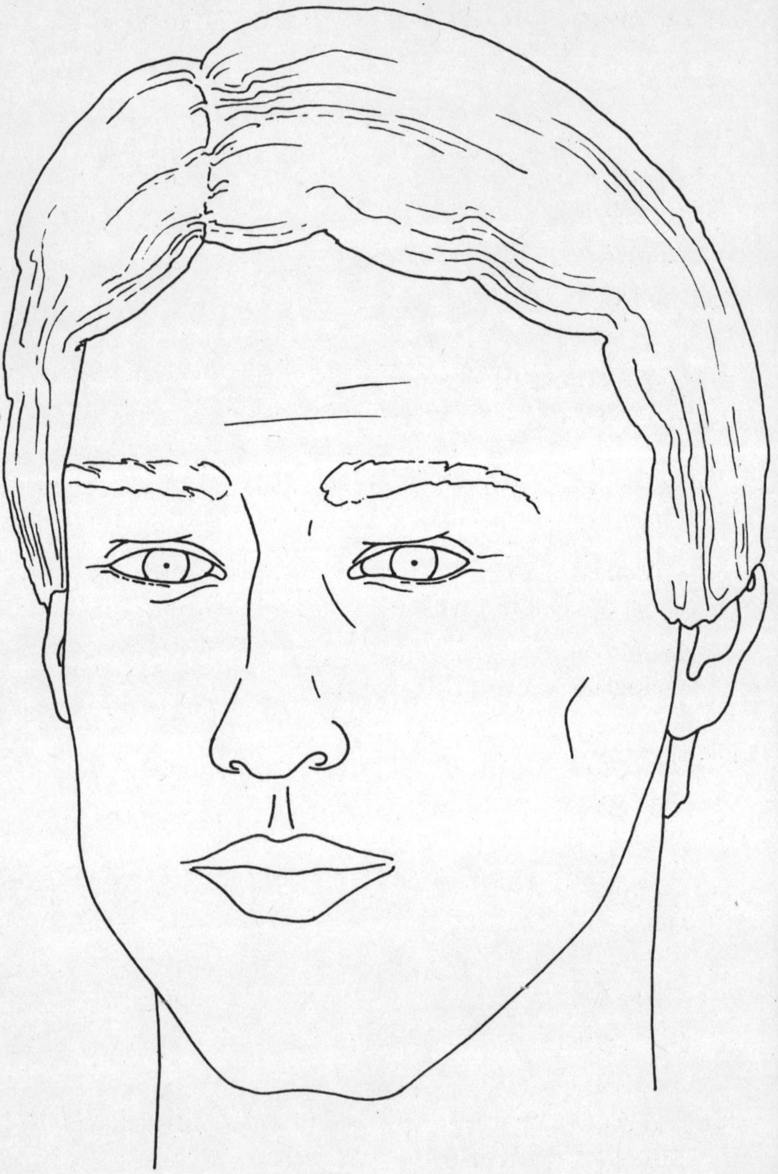

Die Zeichen von Lebenskraft und Gesundheit

1.) Die Wangenknochen zeigen die Widerstandskraft und Belastbarkeit des Menschen an. Je ausgeprägter und hervorstehender sie sind, desto belastbarer ist der Mensch.

2.) Die Fülle und Grösse der Ohrläppchen zeigt die Drüsenfunktion des Menschen an.

3.) Das Haar zeigt die Lebens- und Nervenkraft an.

4.) Das obere Augenlid und der eventuell eingefallene Bereich zwischen dem Augenlid und dem Augenwulst zeigt, ob die Batterie der Nervenkraft gefüllt oder erschöpft ist.

5.) Das untere Augenlid zeigt, wenn es schön voll ist, den Stand der Lebenskraft.

6.) Das Kinn zeigt die Willenskraft, aber auch den Grad der physischen Belastbarkeit an.

7.) Dichte Augenbrauen zeigen die Konzentration der Lebensenergie.

8.) Die Schläfen sind die Füllungsanzeiger der Lebenskraftbatterie.

9.) Die Wangen zeigen die Fülle der Herzkraft an.

10.) Der kräftige Nacken zeigt die starke Vitalkraft.

11.) Die Haut am Hals zeigt das biologische Alter.

Ein gesunder Mensch sollte also haben:

Sichtbare Jochbeine und gut gefüllte, ausgeprägte Ohrläppchen. Glänzendes, volles Haar und gut gefüllte Augenlider, ein gut geformtes Kinn und dichte Augenbrauen, gut gefüllte Schläfen und volle Wangen, einen kräftigen Nacken und eine glatte Haut am Hals. Dazu genügend Kopfbreite über den Ohren, einen plastischen Daumenberg und gut sichtbare Nagelmonde, sowie stramme Waden.

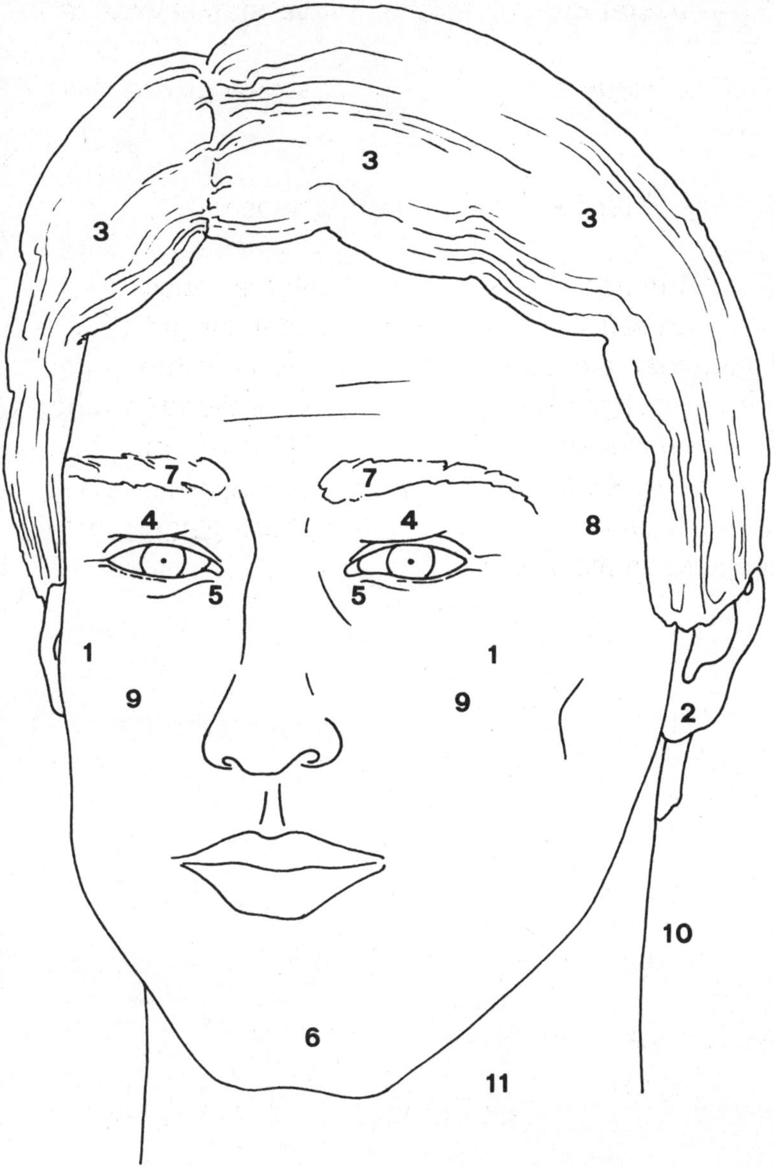
3
3
3
7
7
4
4
8
5
5
1
1
9
9
2
10
6
11

Zum Abschluss

Dieses Buch ist als Praxishandbuch gedacht. Sie sollten es so oft wie möglich zu Rate ziehen und mit den eigenen Beobachtungen vergleichen, bis der Inhalt in Ihren Erfahrungsschatz eingeflossen ist. Dabei werden Sie feststellen, dass diese Zusammenstellung nicht vollständig ist, nicht vollständig sein kann, weil immer neue Erkenntnisse dazukommen.

Dieses Buch soll Anregungen geben und vor allem zu eigenen Erkenntnissen führen. Am Ende des Buches ist Platz gelassen, um diese Erkenntnisse nachzutragen. Wichtiger wäre es jedoch, wenn Sie diese Erkenntnisse auch mir mitteilen würden, damit in einer späteren Ausgabe auch Ihr Wissen und Ihre Erfahrung allen zugute kommen können. Wenn Sie also Erfahrungen oder Erkenntnisse haben, die diese Zusammenstellung ergänzen, untermauern, oder aber auch abändern, dann lassen Sie es mich wissen. Ich bin für jede Anregung dankbar — im Interesse aller.

Vor allem hoffe ich, dass Fachleute der verschiedensten Gebiete dieses Buch lesen und aus ihrem Spezialgebiet Erkenntnisse beitragen, damit wir das Interessanteste — den Menschen — und letztlich uns selbst, besser verstehen lernen und die wunderbare Ordnung, die die ganze Schöpfung durchdringt, immer klarer erkennen.

Zuschriften erbeten an:

Internationale Akademie
der Wissenschaften
St. Markusgasse 11

FL-9490 Vaduz

Vordrucke für die Aufzeichnung eigener Erkenntnisse

Zum Einzeichnen eigener Erkenntnisse und Beobachtungen

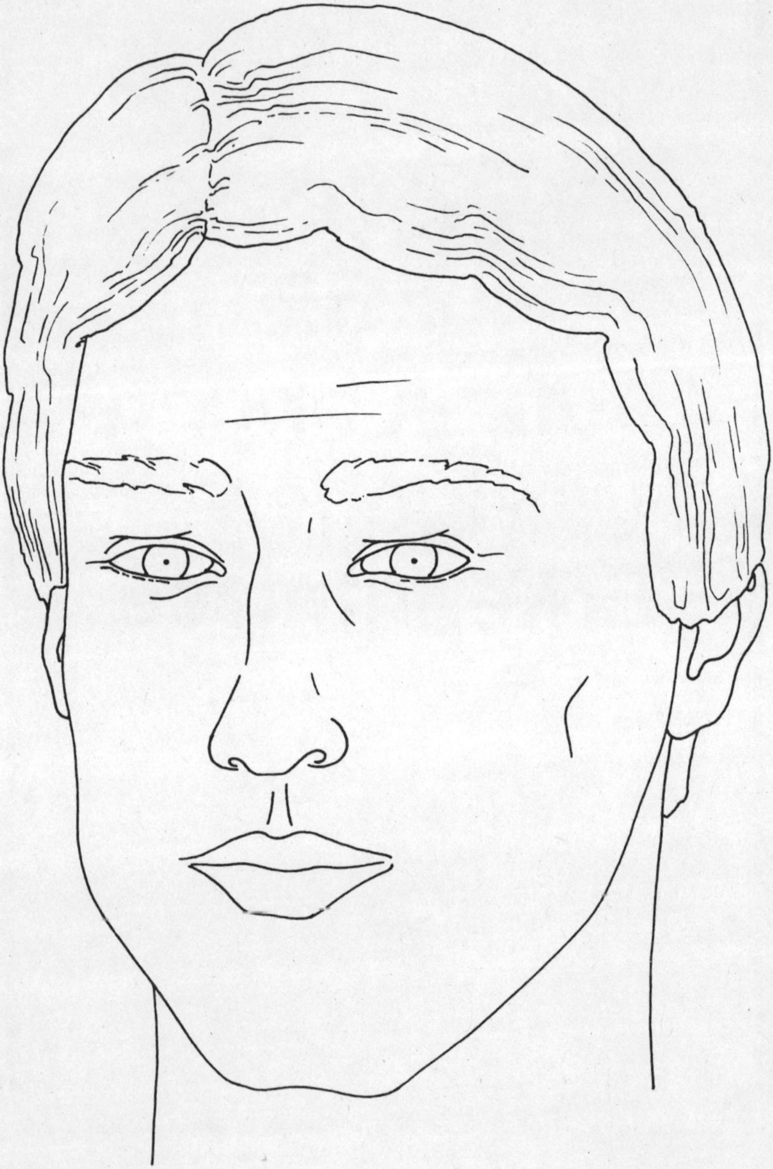

Zum Einzeichnen eigener Erkenntnisse und Beobachtungen

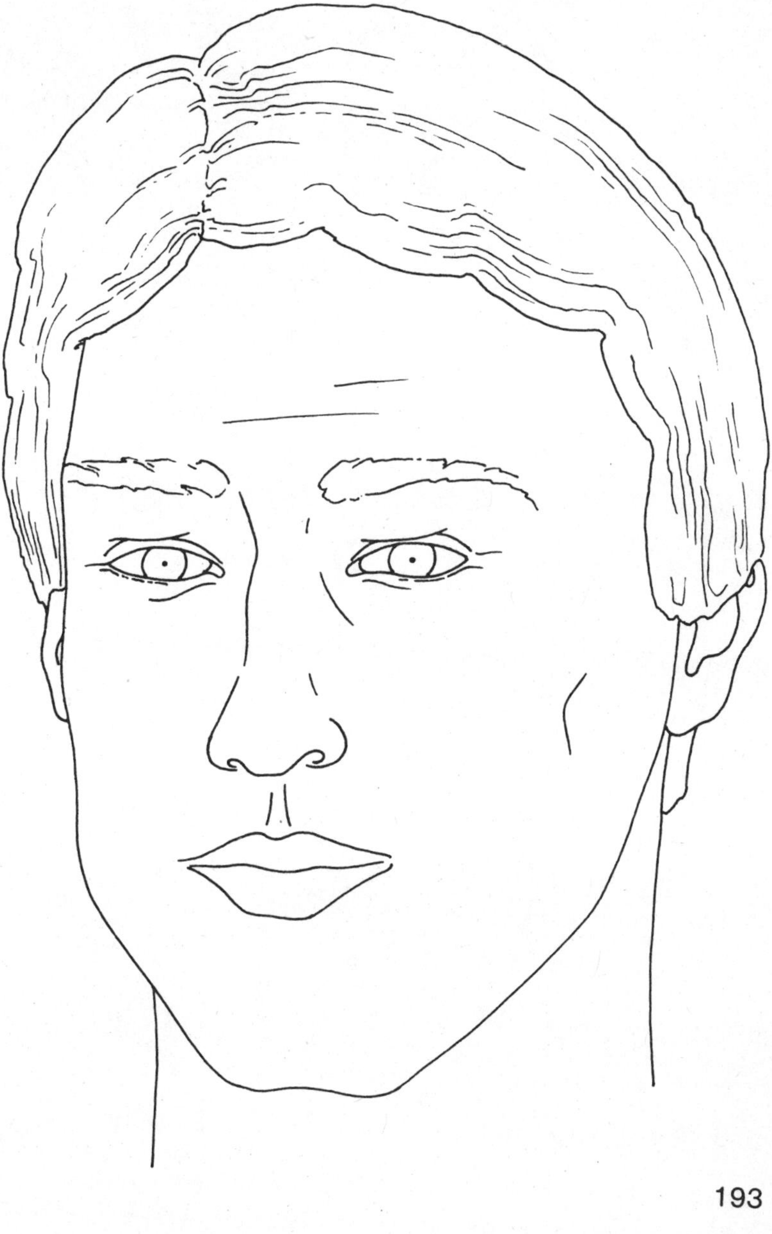

Zum Einzeichnen eigener Erkenntnisse und Beobachtungen

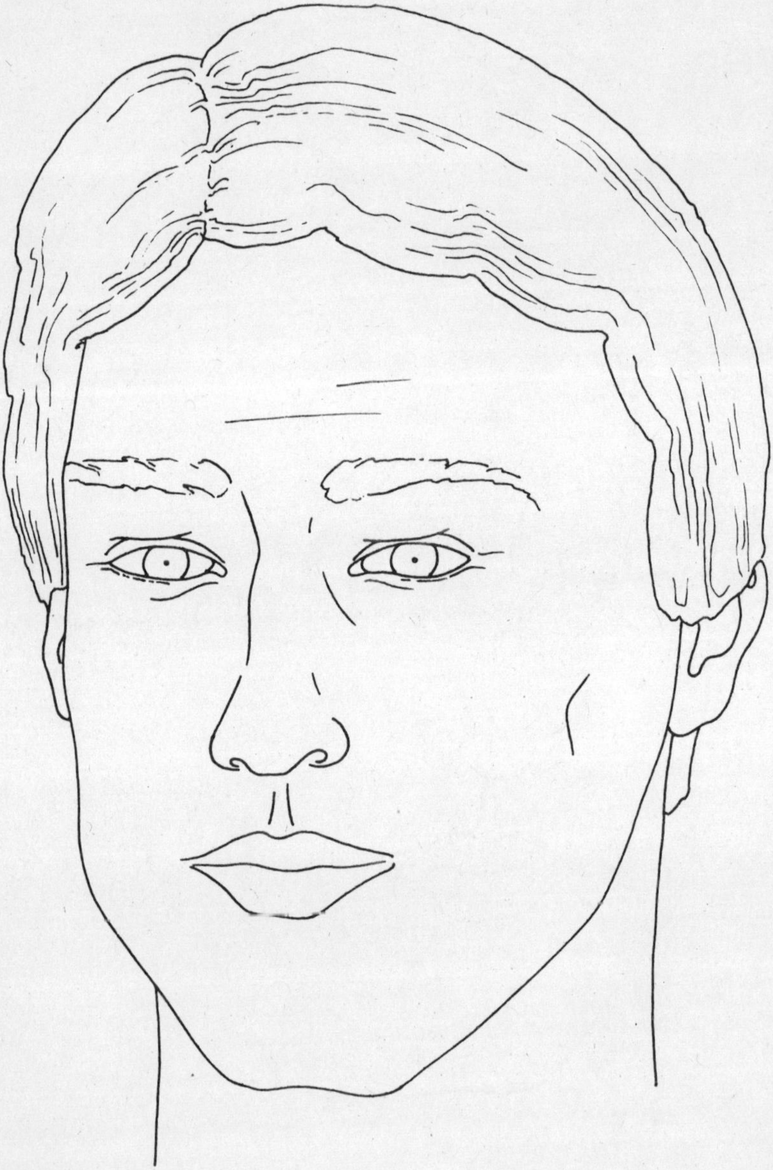

Zum Einzeichnen eigener Erkenntnisse und Beobachtungen

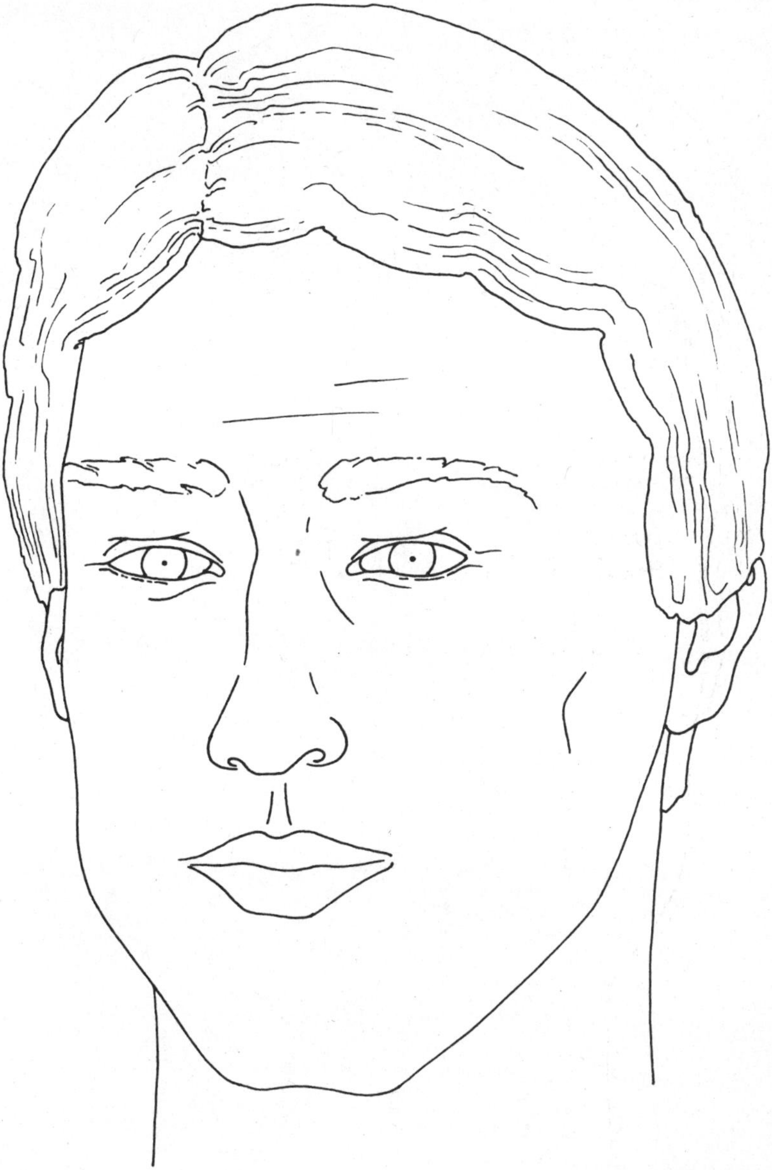

Zum Einzeichnen eigener Erkenntnisse und Beobachtungen

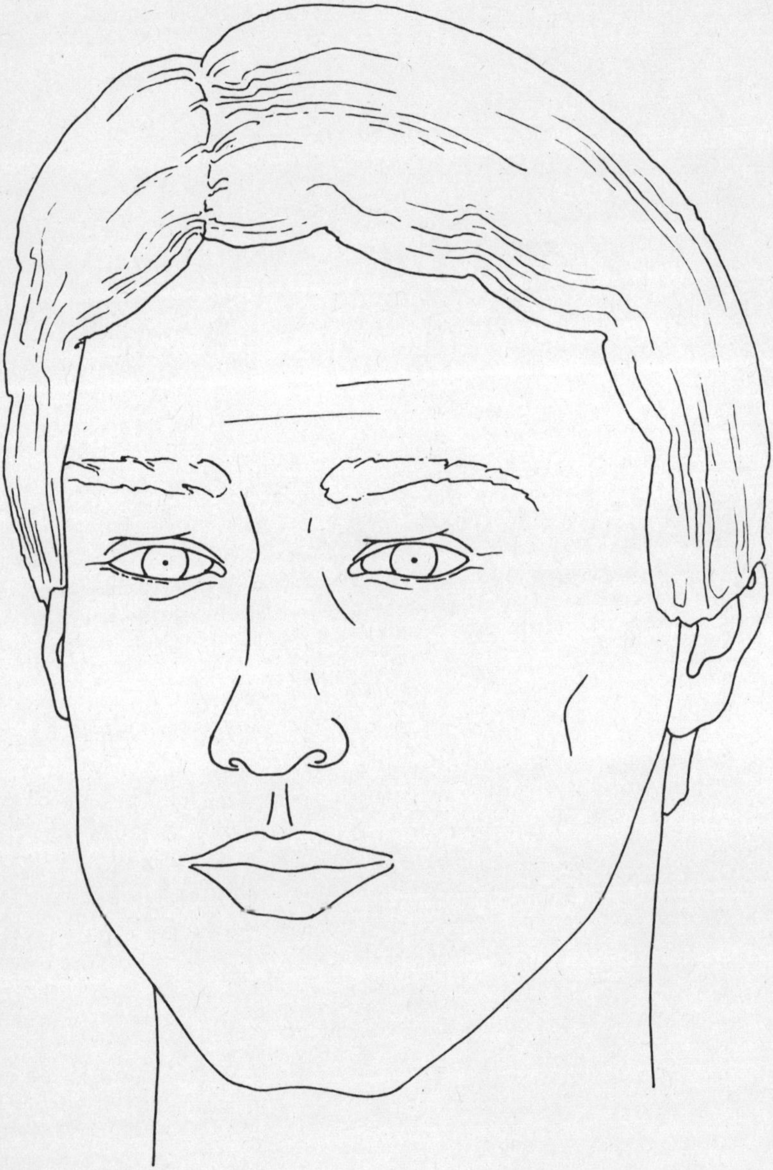

Zur Notierung eigener Beobachtungen und Erkenntnisse

Funktionen und Bedeutungen der Organe und Körperteile von A - Z

Augen	Wahrnehmung, Ansicht, Einsicht
Bandscheiben	Druckausgleich, Belastung
Bauchspeicheldrüse	Entwicklung, Resignation, unbefriedigte Wünsche
Bindegewebe	Halt, Spannkraft, Empfindlichkeit
Blase	Druck, Ballast, Loslassen
Blut	Dynamik, Lebenskraft, Individualität
Bronchien	Eigenentwicklung, Überforderung
Brust	Geben können und wollen, Partnerschaft, Akzeptieren
Dickdarm	Unbewusstes, Festhalten, Geiz, Angst, Verarbeitung, Bewältigung, Loslassen
Dünndarm	Intellekt, Analyse, Kritik, Auseinandersetzung, Bewerten
Eierstöcke	Annehmen, Einheit, Kontakt
Fingernägel	Festigkeit, Schwäche, Nachgiebigkeit
Füsse	Standhaftigkeit, Verstehen, Standpunkt, die «notwendigen» Schritte tun, zu weit gehen,falsche Richtung
Galle	Aggression, Ärger, Unverständnis, Energiestau
Gelenke	Verbindung, eine Situation einrenken, verdreht oder überspannt sein, Beweglichkeit, Flexibilität
Geschlechtsorgane	Sexualität, Einheit

Gesicht	Akzeptieren, Konfrontation
Haare	Kraft, Vitalität
Hals	Alter, Vitalität, Erregung, Angst; sich äussern können; Auflehnung
Hände	Begreifen, nachgeben, ergreifen, hergeben, zugeben, angeben, «Hand»lungsfähigkeit
Haut	Kontakt, Bedürfnis, Zärtlichkeit, Mangel, Isolation
Herz	Liebe, Emotion, Beweglichkeit, Flexibilität, Rhythmus, Elastizität
Hüfte	Fortschritt, Demut, sich beugen können, Selbständigkeit, Unabhängigkeit, Beweglichkeit, Starrheit
Jochbeine	Belastbarkeit, Widerstandskraft
Kinn	Willensfunktion, Eigenwilligkeit
Knie	Demut
Kopf	Spannungen, Fehlhaltung
Knochen	Stabilität, Halt
Krampfadern	Mangelnde Elastizität, Verkrampfung
Leber	Urteil, Philosophie, Masslosigkeit, Vertrauen
Lunge	Entfaltung, Kontakt, Kommunikation
Magen	Annehmen, neue Eindrücke, Völle, Überforderung
Mund	Aufnahmebereitschaft, Kommunikation, Aufgeschlossenheit, Äusserungen, Verschlossenheit

Nase	Individualität, Persönlichkeit, Aktivität, Gründlichkeit
Nieren	Partnerschaft, Einswerden, Freiheit
Nerven	Auseinandersetzung, Einstellung
Ohren	Gehorchen, Wahrnehmung, Flexibilität, Gleichgewicht, Demut, Eigenwilligkeit
Penis	Schöpfungskraft
Prostata	Ungehinderter Ausdruck
Rücken	Aufrichtigkeit, Überlastung, Demut
Scheide	Hingabe, Bereitschaft und Fähigkeit, sich zu öffnen
Schläfen	Vitalitätsreserve
Schilddrüse	Alarm- und Kampfbereitschaft, Ehrlichkeit, Aggression, Feindschaft, Ängste, Anlehnungsbedürfnis
Schultern	Tragen, Ertragen, Verantwortung, Überforderung
Solar-Plexus	Unterbewusstsein
Wangen	Herzkraft, Herzlichkeit
Zähne	Aggression, Vitalität, Auseinandersetzung, Widerstandskraft
Zahnfleisch	Urvertrauen, Halt, Geborgenheit, Sicherheit
Zunge	«Botschafter» des Körpers für Bedürfnisse
Zwerchfell	Rhythmus, Ordnung
Zwölffingerdarm	Auseinandersetzung

Verzeichnis wichtiger medizinischer Fachbegriffe

Adipositas	Fettsucht, Fettleibigkeit
Adynamie	Muskelschwäche, Kraftlosigkeit
Aorteninsuffienz	Herzklappenfehler
Aortenvitium	Organischer Schaden oder Defekt der Aorten
Apoplexie	Gehirnschlag, Schlaganfall
– Disposition zu	Anfälligkeit für Gehirnschlag
Arteriitis temporalis	Schläfenschlagader
cardiale Dilation	Erweiterung des Herzens
Cerebralsklerose	Veränderung der Hirngefäße
Colitus ulcerosa	entzündliche Erkrankung des Dickdarms
Cushingsyndrom	Kennzeichen: Vollmondgesicht, Stammfettsucht, »Büffelhöcker« des Nackens, Muskelschwäche
Cyanose	blau-rote Färbung
Dysmenorrhoe	schmerzhafte Regelblutung
Dystonie, vegetative	Fehlregelung des vegetativen Nervensystems mit Funktionsstörungen an verschiedenen Organen
Emphysenbronchitis	Aufblähung durch Gase in den Kapillargefäßen der Lunge
Endometritis	Entzündung der Gebärmutterschleimhaut
Enteritis	(akute) Darmentzündung, Darmkatarrh, entzündliche Erkrankung des Dünndarms
Gastrocolitis	Magen-Darm-Entzündung (in Verbindung mit einer Entzündung des Dickdarms)
Granulom	geschwulstähnliche Neubildung
Hepatitis, aggresive	Entzündung der Leber
Hepatopathie	Leberleiden
Hodenatrophie	Störung der Samenzellreifung
Hypotonie, renale	zu niedriger Blutdruck, verbunden mit Nierenentzündungen

Ikterus	Gelbsucht
Insuffienz	Schwäche, Mangel
Karzinom	bösartige Krebsgeschwulst
Karzinoid	Geschwulst
Klimakterium	Wechseljahre der Frau
Lues	Geschlechtskrankheit, Syphilis
Medulla Oblongata	verlängertes Rückenmark
Milieu	Kreislauf, Körpertemperatur, ph-Wert, Wasser- und Elektrolythaushalt, Hormonhaushalt
Mitrafehler	Herzklappenfehler der Mitralklappe
Morbus Addison	Bronzehautkrankheit, Erkrankung der Nebennieren
Myom	gutartige Geschwulst aus Muskelgewebe
Nasencyanose	blau-rote Färbung der Nase infolge Sauerstoffmangel im Blut
Nasolabialfalte	Nasenlippenfurche, zieht sich von der Nase zum Mund
Neurasthenie	nervöse seelische Erregung bis zur körperlichen Erschöpfung
Ohrencyanose	blau-rote Färbung der Ohren infolge Sauerstoffmangel
Pankreas	Bauchspeicheldrüse
Pneumonie	Lungenentzündung
pulmonal	die Lunge betreffend
Pulmonalsklerose	krankhafte Verhärtung der Lungengefäße
Pulpitis	Zahnmarkentzündung
Resorptions-schwäche	verminderte Aufnahme von Stoffen durch die Haut oder Schleimhaut in die Blut- und Lymphbahn

Roemheldsches Syndrom	Herzverschiebung (nach rechts oben)
Ruhr	bakterielle schwere Durchfallserkrankung (anzeigepflichtig)
Seinusitis	Nasen-Nebenhöhlenentzündung
Skrofuloseneigung	Neigung zu Haut- und Lymphknotenerkrankung bei Kindern
Soor	Pilzinfektion der Mundschleimhaut
Spasmen	Krämpfe (z. B. Magenspasmen = Magenkrämpfe)
Suffizienz	ausreichendes Funktionsvermögen
Tetanie	schmerzhafter Muskelkrampf
Toxikose	Vergiftung, Vergiftungskrankheit
Ulkus	Geschwür, Entzündung der Haut oder Schleimhaut
Ulcus senilis	Altersgeschwüre (ab dem 50. Lebensjahr)
Ulcus ventriculi et duodeni	Magengeschwür und Zwölffingerdarmgeschwür